그림으로 읽는

잠 못들 정도로 재미있는 이야기

체지방

츠치다 타카시 감수 | 차원 감역 | 김정아 옮김

BM (주)도서출판 성안당

'체지방'이라고 들으면 도대체 무엇을 떠올릴까?

다이어트를 하는 사람의 입장에서 보면 '몸에 불필요한 사악한 존재'로 생각할지도 모른다. 그러나 그것은 잘못된 생각이다. 지방은 영양을 축적하는 저장고의 역할을 하고 있으며, 게다가 체온을 유지하고 충격으로부터 몸을 보호하는 역할도 하고 있다. 즉, 인간이 살아가는데 있어서 절대 없어서는 안 되는 것이다.

단순하게 한마디로 '체지방'이라고 말하지만, 여기에는 피하지방과 내장지방이 있으며, 각각 만들어지고 소실되는 방식도 전혀 다르다.

물론 체지방이 너무 증가하면 '비만'이 된다. 원래 식사로 섭취한 체지방은 필요한 영양분을 제외하고 저장된다. 즉, 필요 이상의 영양을 섭취하면 체지방이 점점 축적되어 비만이 되어 버리는 것이다. '비만은 만병의 근원'이라고 하듯이 결코 몸에 좋은 것이 아니다.

그러므로 이 책에서는 '체지방'의 올바른 지식과 기능을 설명하면서 다이어트에 필요한 식사 방법과 운동 방식을 설명하고 있다. 제대로 이해하고, 이를 반드시 실천해 보기 바란다.

요코하마 츠치다 메디컬클리닉 원장
츠치다 타카시

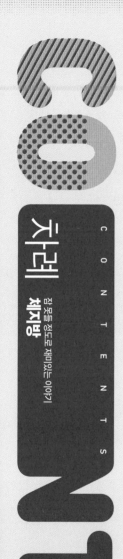

제3장

내장지방을 줄이기 위한 식사법 59

제4장

지방을 없애기 위한 테크닉 99

제 1 장

체지방을 알자

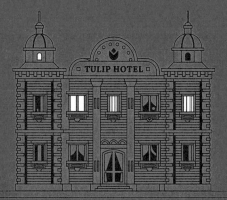

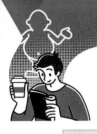

01 체지방은 왜 몸에 붙는가?

체지방은 몸에 있어 중요한 조직

도대체 체지방이란 무엇인가?

말하자면, 글자 그대로 몸에 붙어 있는 지방이다. 스테이크 고기의 흰 부분……이라고 하면 이미지를 떠올리기 쉬울까? 인간의 몸도 스테이크 고기와 마찬가지로 근육 부분과 지방 부분이 있다. 그 비율은 다음 페이지에 있는 그래프와 같으며, 몸의 대부분을 차지하고 있는 수분을 제외하면 내장과 근육·뼈 등의 고형 성분이 약 22%, 나머지 약 18%가 지방으로 구성되어 있다. 이 수치는 나이와 체격에 따라 비율이 달라진다.

그런데 이 체지방, '다이어트를 위해 없애고 싶다'든가, '가급적 만들고 싶지 않다' 등의 이야기를 자주 듣는다. 그렇지만 잠깐 기다려 주기 바란다. 체지방은 중요한 역할을 하는 조직이다. 즉, 인간이 살아가는 데 필요하기 때문에 체지방이 몸에 붙어 있는 것이다.

체지방의 역할은 기본적으로 세 가지이다. 영양을 축적하는 저장고이고, 체온을 유지하는 코트와 같은 것이며, 압력이나 충격으로부터 몸을 보호하는 쿠션 역할을 하는 것이다. 이러한 기능이 없다면, 살아가는 데 여러 가지 지장이 생길 것이다. 이와 같이 체지방은 없어서는 안 되는 중요한 것이지만, 반면에 몸에 좋지 않은 면이 있는 것도 사실이다. 다음 페이지에서 이 체지방에 대해 좀 더 자세하게 설명하고자 한다.

지방과 근육

스테이크를 예로 들면……

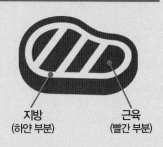

지방
(하얀 부분)

근육
(빨간 부분)

빨갛고 단단한 부분이 근육이고, 비계라고 하는 하얀 부분이 지방이다. 인간의 몸도 이와 같이 근육 부분과 지방 부분이 있다.

인체의 조직 구성비

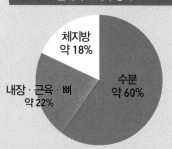

체지방
약 18%

수분
약 60%

내장 · 근육 · 뼈
약 22%

인체의 약 60%는 수분으로 구성되어 있다. 나머지 중 약 22%가 내장이나 근육, 뼈 등의 고형 성분, 약 18%가 체지방이다.

체지방의 역할

영양을 저장한다

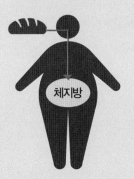

체지방

영양을 에너지로 저장해 두고, 만일의 경우에 이를 사용할 수 있게 한다.

보온한다

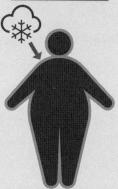

외기를 차단하고, 체온을 일정하게 유지한다. 코트와 같은 역할을 하고 있다.

압력이나 충격을 막아낸다

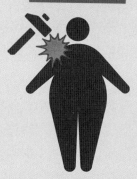

쿠션이 되어 몸이 받는 압력이나 충격을 막아내어 몸을 보호하고 있다.

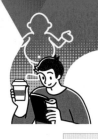

02 먹으면 비만이 되는 이유

체지방이 왜 안 좋은 것일까?

체지방이 중요한 조직인 것은 6페이지에 소개했다. 그런데 왜 체지방을 '줄이고 싶다'든지 '가급적 만들고 싶지 않다' 등과 같이 기피하는 것일까? 그것은 말할 필요 없이 체지방이 늘어나면 살이 찌고 비만이 되기 때문이다. 적당한 체지방은 살아가는 데 필요하지만, 너무 증가하면 쓸데 없을 뿐이다. 비만한 체형은 보기 좋지 않을 뿐만 아니라, 여러 가지 질환을 초래한다. 비만으로 인한 나쁜 영향에 대해서는 36페이지 이후에서 자세하게 설명하겠다.

그러면 이 체지방은 어떻게 생기는 것일까? 기본적으로는 먹은 것이 그 근원이 된다. 먹은 것은 근육과 내장에 영양으로 흡수되고, 남은 것은 만일의 경우를 위해 체지방으로 저장된다. 즉, 근육과 내장에 필요한 이상으로 영양을 섭취하면, 체지방은 점점 축적되어 버리는 것이다.

많이 먹어도 근육과 내장이 점점 커지는 것이 아니라, 늘어나는 것은 체지방뿐이다. 왜 많이 먹은 것이 체지방으로만 가는 것일까? 그것은 체지방을 구성하는 지방세포가 부풀고 분열하는 성질을 가지고 있기 때문이다. 이 구조에 의해 체지방은 얼마든지 늘어날 수 있다. 끔찍하게도 비만에는 상한이 없다.

먹은 것이 에너지와 지방이 되는 흐름

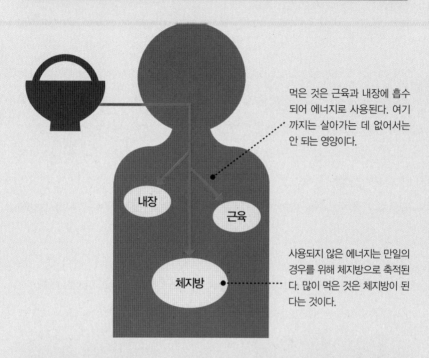

먹은 것은 근육과 내장에 흡수되어 에너지로 사용된다. 여기까지는 살아가는 데 없어서는 안 되는 영양이다.

사용되지 않은 에너지는 만일의 경우를 위해 체지방으로 축적된다. 많이 먹은 것은 체지방이 된다는 것이다.

내장

근육

체지방

지방세포는 얼마든지 늘어난다

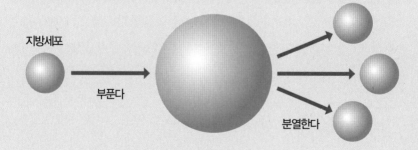

지방세포

부푼다

분열한다

체지방을 구성하는 지방세포는 영양을 흡수하면 부풀고, 커지면 분열한다. 이렇게 지방세포는 얼마든지 늘어난다.

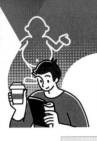

03 피하지방과 내장지방은 어떻게 다른가?

몸에 붙는 부위가 다른 2종류의 체지방

한마디로 체지방이라고 해도 크게 나눠 2종류가 있다. 전신의 피하에 붙는 피하지방과 내장 주변에 붙는 내장지방이다. 오른쪽 페이지에 있는 그림을 보기 바란다.

피하지방이란 몸 전체를 덮듯이 몸에 붙는 지방으로, 외부 기온이나 신체에 가해지는 압력으로부터 보호하는 역할을 하고 있다. 몸 전체가 살쪄 보이거나 통통한 것은 이 피하지방이 원인이다. 그 반면에 몸속 깊숙이 붙는 것은 내장지방으로, 이것은 내장의 위치를 고정하는 역할을 하고 있다. 내장지방이 증가하면, 내장이 집중되어 있는 배가 불룩하게 나온다.

이 피하지방과 내장지방은 단순히 몸에 붙는 부위가 다를 뿐만 아니라, 몸에 대한 작용과 과다하게 증가했을 때의 나쁜 영향도 다르다. 자세한 내용에 대해서는 12페이지에 소개하겠지만, 체지방은 2종류가 있다는 것을 우선은 알아 두기 바란다.

그런데 많이 먹으면 비만이 되는 것은 앞에서 소개한 바와 같으며, 피하지방과 내장지방의 어느 쪽이 늘어나는지는 사람에 따라 다르다. 피하지방이 많은 사람은 '피하지방형', 내장지방이 많은 사람은 '내장지방형'으로 구별된다. 체지방의 양을 정확히 측정하는 데는 CT 스캔에 의한 측정이 필요한데, 간편하게 측정하기 위해 허리와 엉덩이 사이즈의 비율로 측정하는 방법도 이용되고 있다.

피하지방과 내장지방

피하지방
전신을 덮듯이 피하에 붙는 지방으로, 에너지 저장과 몸 외부로부터 받는 기온이나 압력을 보호하는 역할을 한다.

내장지방
내장 주변에 붙는 지방으로, 내장이 돌아다니지 않도록 고정하는 역할을 한다. 너무 많아지면 질환을 일으킨다.

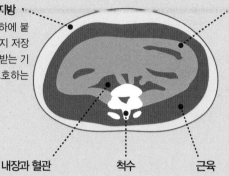

내장과 혈관   척수   근육

비만 타입의 판별 방법

피하지방과 내장지방의 비율(※)로 판별한다

피하지방 1에 대해 내장지방이 0.4 이상……내장지방형 비만
피하지방 1에 대해 내장지방이 0.4 미만……피하지방형 비만

※ VSR(Visceral fat to Subcutaneous fat Ratio)라고도 한다.

허리와 엉덩이 사이즈의 비율(※)로 판별한다

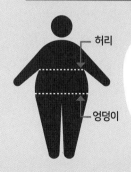

허리

엉덩이

허리 ÷ 엉덩이가 남성 0.95 이상, 여성 0.8 이상
……내장지방형 비만
위의 기준 미만   ……피하지방형 비만

※ WHR(Waist Hip Ratio)라고도 한다.

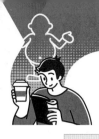

04 무서운 내장지방의 위험과 '숨겨진 대사증후군'

남성은 내장지방형이 많으므로 주의

몸에 붙는 2종류의 체지방⋯⋯피하지방과 내장지방. 이 중에 과다하게 증가하면 문제가 되는 것은 내장지방 쪽이다. 내장지방은 피하지방보다 활성도가 높고, 지방세포에서 여러 가지 물질을 분비해 몸에 영향을 주기 때문이다.

이 때문에 비만인 사람 중에서도 내장지방형 비만인 사람은 더 위험하다고 할 수 있다. 이 내장지방형 비만은 남성에게 많은 경향이 있다. 남성은 내장지방으로 배가 불룩 나와 있는 사람이 많은 반면, 여성은 피하지방으로 온몸이 통통한 사람이 많은 편이다. 이것은 여성은 임신해서 아기를 낳는 몸으로 만들어졌기 때문이다(자세한 내용에 대해서는 28페이지 참조). 어쨌든 남성 중 비만인 사람은 내장지방형 비만인 경우가 많으므로 특별히 주의가 필요하다.

단, 피하지방형 비만인 사람도 내장지방의 절대량이 많으면 마찬가지이므로 안심할 수는 없다. CT 스캔으로 내장지방의 양을 측정했을 때, 스캔 이미지에서 내장지방의 면적이 100cm^2 이상이면 생활습관병의 위험이 높은 것으로 알려져 있다. 이것의 기준이 되는 것이 오른쪽 페이지 하부에 나타낸 BMI와 허리둘레이다. 이 기준에 걸리는 사람은 물론이고, 기준 미만이라도 내장지방의 양이 많아 '숨겨진 대사증후군'인 사람도 있으므로 주의하기 바란다.

남성형 비만과 여성형 비만

남성형 비만

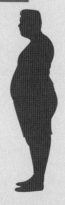

남성에게 많은 유형의 비만. 그렇게 뚱뚱하지 않지만 내장지방으로 배가 불룩 나온다. 상체 비만(사과형)이라고도 불린다.

여성형 비만

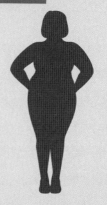

여성에게 많은 유형의 비만. 온몸이 피하지방으로 통통하고, 특히 하반신의 살집이 늘어난다. 하체비만(서양배형)이라고도 불린다.

'숨겨진 대사증후군'에 주의

비만의 기준

> **BMI[※]가 25 이상**

※ Body Mass Index. 신장과 체중에서 구한 체격지수를 말한다(15쪽 참고).

허리둘레의 기준

> **남성은 85cm 이상**
> **여성은 90cm 이상**

※ 각 기준은 일본비만학회에 의한 것

양쪽을 만족시키는 사람은 내장지방의 양이 위험 수준

그러나!

왼쪽의 기준 이하에서도 내장지방이 많고 생활습관병의 예비군이라고 할 수 있는 사람이 존재한다. 이와 같은 '숨겨진 대사증후군'에도 주의할 필요가 있다.

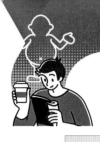

05 우선은 자신의 체지방률과 BMI를 측정해 보자

자신의 체지방률을 알기 위해서는?

지금까지 체지방이 어떤 것인지 설명해 왔는데, 그러면 실제로 자신이 어느 정도 체지방을 가지고 있는지 궁금할 것이다. 그것을 나타내는 숫자가 체지방률이다. 체지방률이란 그 글자대로 몸에서 지방이 차지하는 비율을 나타낸 것이다. 남성에서 18% 전후, 여성에서 28% 전후가 표준적인 체지방률로 되어 있다. 이보다 숫자가 큰 사람은 체지방이 많은 편이므로 주의하는 편이 좋다.

체지방률은 시판의 체지방계로 측정할 수 있다. 이 체지방계는 몸에 미약한 전류를 흘려 저항을 조사함으로써 체지방의 양을 측정하는 구조의 기계이다. 단, 대략적인 추정치이므로 기준으로 파악해 두기 바란다. 또한 체지방계로 측정할 수 있는 것은 체지방 전체의 양으로, 고성능이 아니면 그 중 어느 만큼이 피하지방인지, 내장지방인지는 알 수가 없다.

한편, 더 간편한 비만도의 기준으로 BMI도 이용되고 있다. BMI란 신장과 체중에서 산출한 체격지수를 말하며, 신장에 대해 체중이 무거운지 가벼운지를 나타낸 것이다. 이 숫자는 남녀 공통으로 22가 질병을 발생시키지 않는 가장 적정의 체중이 되고, 25 이상이 되면 당뇨병 등의 위험이 높은 것으로 알려져 있다. 어디까지나 기준이지만, 비만으로 판정되면 생활을 개선해야 할 것이다.

체지방률과 비만도의 기준

남성

체지방률	상태
9% 이하	극한까지 줄인 몸 (프로 운동선수 등)
10~14%	바짝 줄인 몸 (패션모델 등)
15~19%	표준적인 몸
20~24%	경도 비만 (복부가 조금 나와 있다)
25~29%	중도 비만 (복부가 꽤 두드러진다)
30% 이상	고도 비만 (분명하게 비만이라고 알 수 있다)

여성

체지방률	상태
15% 이하	극한까지 줄인 몸 (프로 운동선수 등)
16~22%	바짝 줄인 몸 (패션모델 등)
23~29%	표준적인 몸
30~34%	경도 비만 (하반신이 조금 통통)
35~39%	중도 비만 (전체적으로 통통)
40% 이상	고도 비만 (분명하게 비만이라고 알 수 있다)

나이가 듦에 따라 다소의 차이는 있지만, 남성은 대체적으로 18% 전후가 체지방률의 표준이고, 20% 이상이 되면 비만의 부류에 들어간다.

여성은 자궁을 보호하기 위해 피하지방이 두껍고, 남성보다 체지방률이 높은 편이다. 20%대 중반이 표준이고, 30% 이상이 되면 비만으로 본다.

15

우선은 자신의 체지방률과 BMI를 측정해 보자

BMI의 산출 방법과 기준

BMI의 산출 방법

$$BMI = 체중(kg) \div (신장(m)의\ 2승)$$

예를 들면 신장 170cm, 체중 60kg인 경우, 「60÷(1.7×1.7)」로 BMI는 약 20.8이 된다.

■ BMI에 의한 비만도의 기준

BMI	비만도
18.5 미만	저체중 (마름)
18.5~25 미만	표준 체중
25~30 미만	비만 (1도)

BMI	비만도
30~35 미만	비만 (2도)
35~40 미만	비만 (3도)
40% 이상	비만 (4도)

※ 일본비만학회의 발표로부터

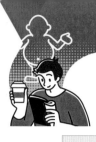

06 체지방이 붙기 쉬운 부위는 정해져 있다

거울을 보고 체지방이 붙는 상태를 체크

14페이지에서 말한 체지방률이나 BMI는 그렇게 자주 측정하는 것은 아니겠지만, 매일 거울로 자신의 모습을 보는 것만으로도 간단히 확인할 수 있다. '어쩐지 최근 살이 쪘다'라고 느꼈다면, 그것은 이미 체지방이 증가한 신호이다.

그런데 체지방은 몸의 어디에 붙는 것일까? 내장 주변에 붙는 내장지방은 별도로 하고, 피하지방은 배 주변과 팔뚝, 엉덩이, 허벅지 등에 잘 붙는다는 것을 알 수 있다. 즉, 평상시에 그다지 움직이지 않는 부드러운 부분에 지방이 쌓이는 것이다. 반대로, 자주 움직이는 팔꿈치와 무릎, 손목, 발목 등에는 지방이 그다지 붙지 않는다. 이러한 부분에 지방이 붙은 것 같다면, 조금 전에 말한 배와 팔뚝 등에는 이미 엄청난 양의 지방이 붙어 있을 것이다. 이러한 것을 바탕으로 자신의 지방이 붙는 상태를 체크해 보기 바란다.

한편, 내장지방에 관해서는 외관상으로는 알기 어렵지만, 배가 불룩 나오는 것이 하나의 신호이다. 내장지방은 피하지방보다 없애기 쉬운 성질이 있다. 내장지방은 활성도가 높고, 에너지를 저장하거나 방출하거나 하는 활동을 자주 반복하고 있다. 그렇기 때문에 내장지방은 간편하게 입출금할 수 있는 보통예금, 피하지방은 그다지 입출금하지 않는 정기예금에 비유되기도 한다.

체지방이 잘 붙는 부위와 잘 붙지 않는 부위

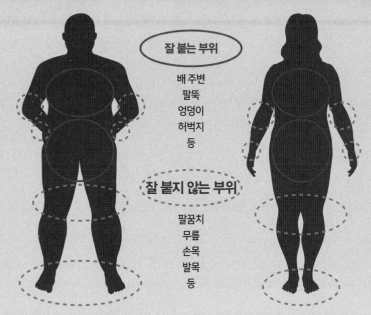

잘 붙는 부위

배 주변
팔뚝
엉덩이
허벅지
등

잘 붙지 않는 부위

팔꿈치
무릎
손목
발목
등

피하지방은 배 주변과 팔뚝, 엉덩이, 허벅지 등에 잘 붙는다. 그다지 움직이지 않는 부드러운 부위에 지방이 쌓이는 것이다.

한편, 팔꿈치와 무릎, 손목이나 발목 등 잘 움직이는 부위에는 지방이 잘 붙지 않는다. 손바닥 등 피부가 단단한 부위도 잘 붙지 않는 곳이다.

내장지방과 피하지방의 차이는?

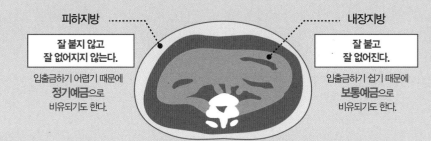

피하지방

잘 붙지 않고
잘 없어지지 않는다.

입출금하기 어렵기 때문에
정기예금으로
비유되기도 한다.

내장지방

잘 붙고
잘 없어진다.

입출금하기 쉽기 때문에
보통예금으로
비유되기도 한다.

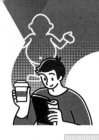

07 체지방이 증가하는 것은 먹는 양과 소비량의 문제

섭취 에너지와 소비 에너지

체지방이 늘어나게 되는 것은 다름 아닌 과식이 원인이지만, 그렇다고 가능한 한 먹지 않는 것이 좋은가 하면 그렇지는 않다. 인간은 살아가기 위해 제대로 음식물에서 에너지를 섭취할 필요가 있다. 핵심은 살기 위해 소비하는 에너지와 음식물에서 얻는 에너지의 균형이 문제이다. 몸이 필요로 하는 이상의 에너지를 섭취하면, 그것은 체지방이 되어 축적된다.

그러면 살아가는 데 필요한 에너지는 어떤 것일까? 우리가 에너지를 소비하는 활동은 대사라는 말로 표현되며, 이것은 기초대사, 생활활동대사, 식사유도성열대사의 세 가지로 크게 나누어진다. 기초대사는 살아 있는 동안 항상 이루어지는 심장의 박동이나 호흡 등의 활동, 생활활동대사는 생활이나 운동 등 스스로 몸을 움직이는 활동, 식사유도성열대사는 먹은 것을 소화·흡수하기 위한 내장의 활동으로 소비되는 에너지이다. 이 중에 자신의 행동으로 자유롭게 바꿀 수 있는 것은 생활활동대사뿐이지만, 그 에너지 소비는 오른쪽 페이지에 나타냈듯이 전체의 30% 정도에 지나지 않는다. '어제보다 2배의 활동을 했다'고 해도 식사량을 2배로 하면, 분명히 에너지 섭취가 오버된다. 체지방이 조금이라도 증가하기 시작하면, 에너지 섭취 과잉의 신호로 보도록 하자.

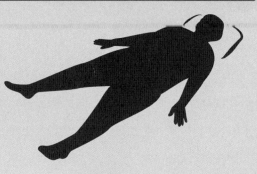

에너지 소비는 세 가지 대사로 나누어진다

기초대사

심장의 박동이나 호흡을 하거
나 하는 기초적인 활동으로
소비되는 에너지이다. 일어나
있을 때에도 자고 있을 때에
도 항상 소비된다.

생활활동대사

생활이나 운동 등 스스
로 움직이는 활동에 의
해 소비되는 에너지이
다. 자신의 행동에 따라
소비량을 자유롭게 바
꿀 수 있다.

식사유도성열대사

먹은 것을 소화·흡수하기 위해 소비하는
에너지이다. 먹은 내용이나 양에 따라 소비
량이 다르다.

■ 에너지 소비의 내용

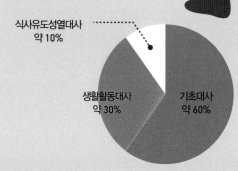

식사유도성열대사
약 10%

생활활동대사
약 30%

기초대사
약 60%

에너지 소비의 대부분을 차지하는
것은 기초대사이다. 생활활동대사는
활동 내용에 따라 다르지만, 대체적
으로 30% 정도가 된다. 식사유도성
열대사는 전체의 10% 정도이다.

※ 후생노동성 'e-헬스넷'에서부터

체지방이 증가하는 것은 먹는 양과 소비량의 문제

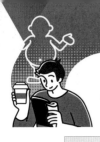

08 살이 빠지는 열쇠를 쥐고 있는 '기초대사'

기초대사는 나이와 체격에 따라 다르다

18페이지에서 설명했듯이 인간의 에너지 소비의 대부분을 차지하는 것은 기초대사이다. 즉, 기초대사는 먹은 것이 체지방이 되는지의 여부를 좌우하는 중요한 요소라고 할 수 있다. 여기서는 기초대사에 대해 자세히 살펴보자.

기초대사는 스스로 의식하지 않아도 항상 계속 소비되는 에너지로, 말하자면 자동적으로 소비되는 에너지이다. 이것은 나이에 따라 변화하는데, 성장과 함께 점점 증가해 10대 후반을 정점으로 하고 그 후로는 감소해 간다. 오른쪽 표에서는 표준적인 체중인 경우의 참고값을 나타내고 있는데, 예를 들면 17세 남성의 경우 1일의 기초대사는 1610kcal가 되며, 달리 어떠한 활동을 하지 않아도 매일 이만큼의 에너지를 소비한다.

이 기초대사는 체격에 따라서도 달라, 몸이 클수록 에너지 소비가 증가한다. 큰 몸을 움직이려면 그만큼 에너지가 필요하게 되는 것이다. 여기서 주목해야 하는 것은 근육은 지방의 약 3배나 에너지를 소비한다는 것이다. 지방보다 근육이 증가하면 효율적으로 기초대사가 증가하고, 에너지 불균형을 개선할 수 있는 것이다. '체지방을 줄이기 위해 운동을 한다'고 흔히 이야기하는데, 그것은 운동에 의해 직접 에너지를 소비하는 것뿐만 아니라 근육을 단련해 기초대사를 늘린다는 의미도 있다.

나이에 따른 기초대사량

남성

나이	기초대사량 (kcal/일) ※ 체중 1kg당	기초대사량 (kcal/일) ※ 기준체중의 참고값
1~2세	61	700
3~5세	54.8	900
6~7세	44.3	980
8~9세	40.8	1140
10~11세	37.4	1330
12~14세	31	1520
15~17세	27	1610
18~29세	24	1520
30~49세	22.3	1530
50~69세	21.5	1400
70세 이상	21.5	1290

여성

나이	기초대사량 (kcal/일) ※ 체중 1kg당	기초대사량 (kcal/일) ※ 기준체중의 참고값
1~2세	59.7	660
3~5세	52.2	840
6~7세	41.9	920
8~9세	38.3	1050
10~11세	34.8	1260
12~14세	29.6	1410
15~17세	25.3	1310
18~29세	22.1	1110
30~49세	21.7	1150
50~69세	20.7	1100
70세 이상	20.7	1020

기초대사는 나이에 따라 다르다. 표 안의 숫자는 각 나이의 표준 체중인 경우의 참고값이며, 이만큼의 에너지량이 특별히 어떠한 활동을 하지 않아도 매일 자동적으로 소비된다.

기초대사를 높이기 위해 근육을 늘린다

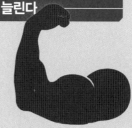

근육의 기초대사량

1kg마다 1일당 13kcal

지방의 기초대사량

1kg마다 1일당 4.5kcal

근육은 지방의 약 3배나 에너지를 소비!

기초대사는 체중이 많을수록 증가한다. 지방보다 근육 쪽이 에너지도 많이 소비하기 때문에 근육을 늘리면 효율적으로 기초대사가 높아진다.

※ 후생노동성 「e-헬스넷」에서부터.

살이 빠지는 열쇠를 쥐고 있는 '기초대사'

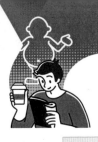

09 체지방은 붙기 쉽고 없애기 어렵다

체지방이 몸에 붙는 메커니즘

'과식하면 체지방이 증가한다'고 알고 있어도 무의식중에 과식을 해서 체지방이 증가했다……그런 경험은 없는가? 게다가 체지방은 아주 쉽게 붙는 것에 비해 없애려고 생각해도 좀처럼 없어지지 않는 성가신 것이다. 왜 그런가, 이유를 알기 위해서는 체지방이 붙는 메커니즘을 이해할 필요가 있다.

우선 먹은 음식은 체내에서 포도당으로 분해되고, 에너지로 소비된다. 그리고 소비되지 않은 포도당은 근육이나 간에 글리코겐이라는 형태로 저장된다. 그래도 남은 포도당은 지방세포에 중성지방으로 축적된다. 이 글리코겐은 즉시 에너지로 꺼낼 수 있어 편리하지만, 그다지 많이는 저장할 수 없다. 그런 점에서 지방세포는 에너지를 꺼내기에는 조금 사용이 불편하지만, 얼마든지 저장할 수 있는 것이 장점이다. 그래서 글리코겐은 즉시 사용되고, 지방세포는 저장용으로 이용되는 것이다.

즉 체지방을 줄이려면 근육과 간의 글리코겐을 다 사용해서, 지방세포의 에너지를 사용할 수밖에 없는 상태로 만들어야 하는 것이다. 조금 운동하는 정도라면 글리코겐만으로 끝나게 되므로 지방을 연소시키려면 제대로 운동하지 않으면 안 된다……이것이 체지방을 없애기 어려운 이유이다.

먹은 것이 지방으로 저장되기까지의 흐름

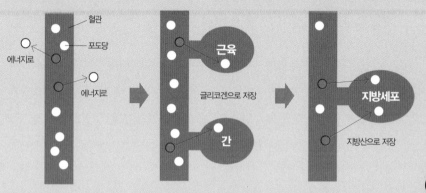

먹은 것이 포도당으로 분해되어 몸의 곳곳에서 에너지로 소비된다.

사용되지 않은 포도당은 근육과 간에서 글리코겐으로 어느 정도 저장된다.

그래도 남은 포도당은 지방세포에 중성지방으로 빠짐없이 저장된다.

23

에너지가 필요해졌을 때의 흐름

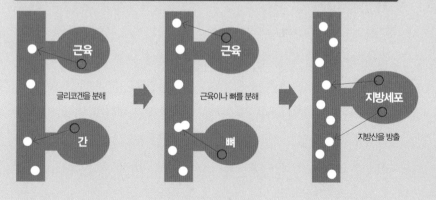

근육이나 간에 저장된 글리코겐을 분해해 에너지로 방출한다.

그것으로 부족해지면, 근육이나 뼈를 아미노산으로 분해해 에너지를 만들어낸다.

마지막으로 지방세포에 축적된 중성지방을 분해해 지방산으로 방출한다.

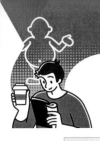

10 체지방은 쓸데없는 것이 아니다!
몸을 움직이는 최강의 에너지원

지방은 에너지의 보고

남은 영양이 체지방으로 축적되는 것은 지방세포가 에너지 저장에 적합하기 때문만은 아니다. 지방 자체가 효율 좋은 에너지인 것도 큰 이유가 된다.

우리가 음식에서 얻는 영양은 주로 탄수화물, 지질, 단백질의 세 가지인데, 크게 나누면 그 중에 탄수화물과 지질은 에너지로서 사용되고, 단백질은 몸을 만들기 위해 사용된다. 에너지가 되는 탄수화물과 지질을 비교하면, 탄수화물은 1g당 약 4kcal의 에너지를 가지고 있는 반면, 지질은 약 9kcal나 되는 에너지를 가지고 있다. 지질을 에너지로 축적하면, 탄수화물을 축적하는 것보다 훨씬 효율이 좋다.

게다가 탄수화물은 몸속에서 물과 결합해 중량이 더욱 증가한다. 그 결과, 동일한 양의 에너지를 축적하는데 지질이라면 1g으로 충분한데, 탄수화물은 6g이나 되어 버린다. 이러한 점에서 탄수화물은 즉시 에너지로 사용되고, 지질은 효율적으로 에너지를 저장하는데 사용되는 지방인 것이다.

또한 지방이 에너지를 많이 축적하고 있다는 것은, 반대로 말하면 그만큼 에너지를 소비하지 않으면 체지방은 줄지 않는다는 것이다. 체지방을 없애기 어려운 이유가 여기에도 있다는 것을 기억해 두자.

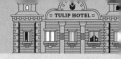

3대 영양소에서 얻을 수 있는 에너지

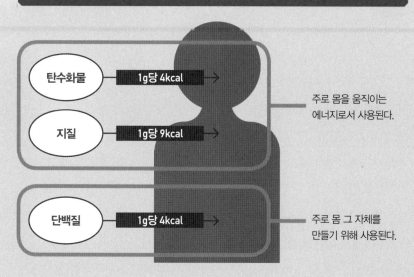

탄수화물 — 1g당 4kcal →

지질 — 1g당 9kcal →

주로 몸을 움직이는
에너지로서 사용된다.

단백질 — 1g당 4kcal →

주로 몸 그 자체를
만들기 위해 사용된다.

3대 영양소 중 탄수화물과 지질은 몸을 움직이는 에너지가 되고, 단백질은 몸을 만들기 위해 사용된다. 1g당 에너지를 비교하면 지질이 압도적으로 높으며, 지질은 효율이 좋은 에너지로 몸속에 축적되기 쉽다.

탄수화물과 지방의 에너지 효율 차이

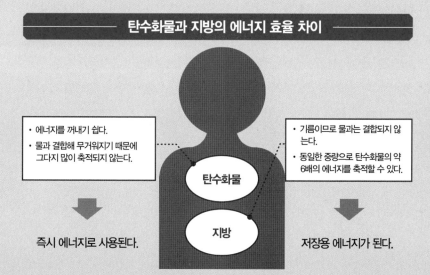

· 에너지를 꺼내기 쉽다.
· 물과 결합해 무거워지기 때문에
  그다지 많이 축적되지 않는다.

탄수화물

즉시 에너지로 사용된다.

· 기름이므로 물과는 결합되지 않
  는다.
· 동일한 중량으로 탄수화물의 약
  6배의 에너지를 축적할 수 있다.

지방

저장용 에너지가 된다.

제지방은 쓸데없는 것이 아니다! 몸을 움직이는 최강의 에너지원

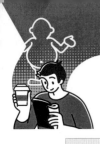

11 체지방이 생기는 원인은 탄수화물? 지질?

저탄수화물 vs 저지질 다이어트

'저탄수화물 다이어트' 혹은 '당질 제한'이라는 말을 들어 본 적이 없는가? 각국의 연구에서 탄수화물과 생활습관병의 연관성이 언급되고, 탄수화물의 섭취를 가급적 줄이는 생활이 주목받고 있다. 분명히 탄수화물은 체내에서 포도당으로 분해되고, 에너지로 사용되지 않은 것은 중성지방으로 축적된다. 탄수화물의 과다 섭취가 체지방의 원인인 것은 틀림없다.

단, 지질의 과다 섭취도 마찬가지로 체지방의 원인이 된다. 지질은 체내에서 지방산으로 분해되고, 사용되지 않은 에너지는 역시 중성지방으로 축적된다. 결국, 탄수화물도 지질도 체지방의 원인인 셈이다. 미국 의사협회지 『JAMA』가 2018년에 발표한 연구에 따르면, 저탄수화물 다이어트와 저지질 다이어트를 1년간 비교한 결과, 양쪽 모두 감량 효과는 그다지 변하지 않았다고 한다.

또한 탄수화물을 극단적으로 제한하면, 몸은 위기를 느껴 '에너지를 사용하기보다 저장한다'라고 하는 에너지 절약 모드가 된다. 이렇게 되면 불필요한 체지방이 붙기 쉽다. 또한 2011년에는 미국 과학잡지 『AJCN』에서 저탄수화물·고단백질 식사가 대장암의 위험을 증가시킨다고 지적했다. 탄수화물을 너무 줄이는 것도 문제라고 할 수 있을 것이다.

탄수화물과 지질이 몸에 흡수되는 흐름

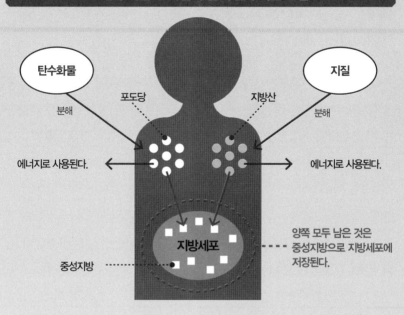

탄수화물

지질

포도당

지방산

분해

분해

에너지로 사용된다.

에너지로 사용된다.

지방세포

중성지방

양쪽 모두 남은 것은 중성지방으로 지방세포에 저장된다.

탄수화물을 섭취하면 몸속에서 포도당으로 분해되고, 에너지로 사용되지 않은 것은 중성지방으로 지방세포에 축적된다. 한편 지질은 지방산으로 분해되고, 사용되지 않은 지질 역시 중성지방이 된다. 양쪽 모두 결국은 중성지방이 된다는 점은 같다. 과다 섭취하면 체지방을 늘리는 원인이 된다.

중요한 것은 먹는 총량

- 탄수화물의 과다 섭취는 체지방 증가로
- 지질의 과다 섭취도 체지방 증가로
- 양쪽 모두 과다 섭취하지 않는 것이 중요

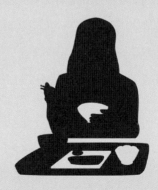

탄수화물과 지질 중 어느 쪽을 제한하면 좋다고 하는 것이 아니라, 중요한 것은 양쪽 모두 과식하지 않도록 하는 것이다.

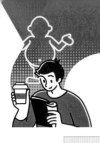

12 여성은 남성보다 내장지방이 잘 붙지 않는다?

여성호르몬의 특징과 효과

12페이지에서 여성은 남성에 비해 피하지방이 많은 대신에 내장지방이 잘 생기지 않는다는 것을 언급했다. 왜 그런가 하면, 그것은 여성호르몬과 관련되어 있기 때문이다.

여성호르몬에는 에스트로겐(난포호르몬)과 프로게스테론(황체호르몬)이 있으며, 각각 배란과 임신을 지원하는 역할을 하고 있다. 이 중에 에스트로겐은 피하지방을 두껍게 해 여성스러운 체형을 만들고, 반대로 내장지방을 잘 생기지 않게 하는 작용이 있다. 여성은 이 호르몬 덕분에 남성과 비교해 내장지방이 잘 생기지 않는 것이다.

단, 폐경을 맞이하면 에스트로겐의 분비가 감소해 내장지방이 생기기 쉬워지는 것에 주의가 필요하다. 그래도 에스트로겐은 피하지방에서도 분비되고 있기 때문에 폐경 후에도 남성처럼은 내장지방이 생기지 않는다. 이와 같이 여성은 에스트로겐에 의해 보호받고 있는 것이다.

또한 에스트로겐은 주로 배란 전에 분비되는 호르몬이고, 배란 후에는 프로게스테론이 출현하게 된다. 프로게스테론은 태아에 영양이 공급될 수 있도록 식욕을 촉진하거나, 그 영향으로 짜증과 졸음, 피부 트러블을 일으키기도 한다. 다이어트를 하는 경우 심신이 모두 불안정해지기 쉬운 배란 후는 피하고, 에스트로겐이 충분히 분비되는 배란 전 시기를 권한다.

여성호르몬과 그 작용

■ 에스트로겐 (난포호르몬)

- 배란과 임신을 위해 몸을 조절한다.
- 난포와 피하지방에서 분비된다.
- 피하지방을 잘 생기게 한다.
- 내장지방의 축적을 억제한다.

■ 프로게스테론(황체호르몬)

- 수정란을 착상하기 쉽게 한다.
- 임신 상태를 유지한다.
- 배란 후에 난포에서 분비된다.
- 심신에 불안정한 영향을 미친다.

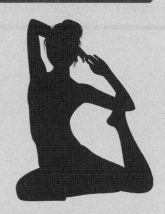

29

두 가지 호르몬이 균형 있게 분비됨으로써 여성으로서의 신체 기능을 유지하고, 여성스러운 체형을 만들어내고 있다.

여성은 남성보다 내장지방이 잘 붙지 않는다?

여성의 호르몬 주기

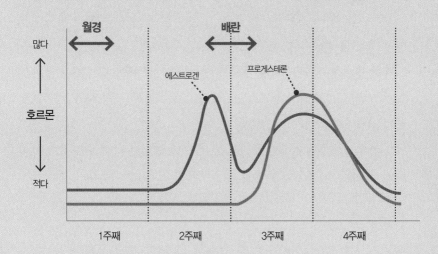

많다

↑

호르몬

↓

적다

월경

배란

에스트로겐

프로게스테론

1주째　　2주째　　3주째　　4주째

※ 월경 시작을 1일째로 해서 28일 주기인 경우의 예

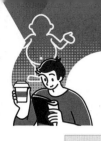

13 남성이 나이가 듦에 따라 배가 불룩 나오게 되는 이유

남성스러움을 만들어내는 테스토스테론

여성이 여성호르몬의 작용으로 내장지방이 잘 생기지 않는 반면, 남성은 유감스럽게도 내장지방이 붙기 쉬운 체질인 것은 부정할 수 없다. 예를 들면 비만으로 판정되는 허리둘레는 남성이 85cm 이상, 여성이 90cm 이상으로 여성쪽 기준이 조금 느슨한데, 이것은 내장지방의 양이 동일한 정도가 되는 수준으로 구분했기 때문이다. 즉, 같은 허리둘레라면 여성쪽이 내장지방이 적다는 것이다.

단, 남성에게도 체지방이 잘 붙지 않게 하는 남성호르몬이 있기는 있다. 남성호르몬인 테스토스테론은 근육을 발달시켜 남성스러운 몸을 만들고, 체지방을 연소시키는 작용을 가지고 있다. 그런데 이 호르몬은 20대를 피크로 감소하기 시작해, 그 기능이 점점 없어져 간다. "20대 시절에는 폭음·폭식을 해도 아무렇지도 않았는데, 40대가 되고 나서는 배가 불룩 나오게 돼 버렸다."는 것은 테스토스테론의 감소가 관련되어 있다.

또한 테스토스테론은 스트레스를 받으면 분비가 감소한다고 알려져 있다. 스트레스를 받으면 코르티솔이라는 호르몬이 분비되는데, 코르티솔이 증가하면 테스토스테론이 감소해 버린다. 나이 외에도 스트레스로도 분비량이 감소하게 되므로, 한창 일할 시기로 스트레스가 많은 중년 이후의 남성은 쉽게 내장지방이 생기는 것이다.

남성호르몬(테스토스테론)의 작용

■ 테스토스테론이 작용

- 근육을 발달시킨다.
- 체지방을 연소시켜 축적을 억제한다.
- 모험심과 경쟁심을 촉진한다.
- 주로 정소에서 분비된다.

그러나!

테스토스테론은 나이가 듦에 따라 저하
스트레스를 받는 것으로도 저하

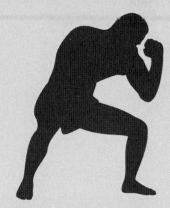

근육을 발달시켜 남성스러운 몸을 만
들어내는 동시에, 에너지 소비를 촉진
해 체지방을 연소시킨다.

**한창 일할 시기인 40~50대에는
내장지방이 잘 붙는 경향도 있다.**

스트레스 호르몬(코르티솔)은 체지방의 증가로 이어진다

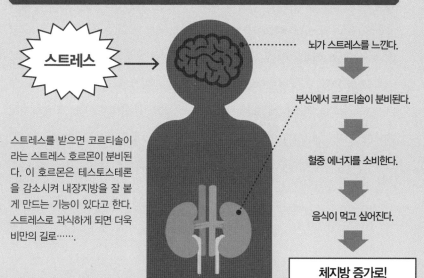

스트레스 →

뇌가 스트레스를 느낀다.

부신에서 코르티솔이 분비된다.

혈중 에너지를 소비한다.

음식이 먹고 싶어진다.

체지방 증가로!

스트레스를 받으면 코르티솔이
라는 스트레스 호르몬이 분비된
다. 이 호르몬은 테스토스테론
을 감소시켜 내장지방을 잘 붙
게 만드는 기능이 있다고 한다.
스트레스로 과식하게 되면 더욱
비만의 길로……

남성이 나이가 듦에 따라 배가 볼록 나오게 되는 이유

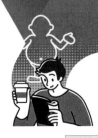

14 일본인은 내장지방이 붙기 쉬운 민족?

일본인과 백인의 내장지방량을 비교

일본인은 유럽이나 미국인과 비교하면 날씬한 사람이 많아 비만이 적은 민족처럼 보인다. 그러나 그 대신에 당뇨병 등의 생활습관병이 많아 이것이 내장지방에 원인이 있는 것은 아닐까 의심되어 왔다. 그래서 일본인과 백인의 내장지방을 비교하는 연구가 진행됐다.

이 연구에서는 일본인과 백인을 허리둘레에 따라 4그룹으로 나누고, 동일한 허리둘레 그룹끼리 비교했다. 그 결과, 모든 그룹에서 일본인 쪽이 피하지방량이 적고, 대신에 내장지방량이 많은 결과가 나왔다.

이것으로부터 일본인은 같은 체격의 백인과 비교해 내장지방이 많아 생활습관병의 위험이 높다고 말할 수 있다. 세계에서는 BMI 30 이상을 비만으로 하고 있는 반면, 일본에서는 더 엄격하게 BMI 25 이상을 비만으로 하고 있는 것은 이러한 이유가 있기 때문이다. 간단히 말하자면, 백인의 BMI 30과 일본인의 BMI 25가 내장지방의 양으로는 동일한 정도라고 생각해도 좋은 것이다. 이것은 일본인뿐만 아니라 아시아인 전체에 공통되는 것이다.

왜 차이가 나는지는 확실하지 않지만, 원래 수렵민족으로 고기를 많이 먹었던 백인과 농경민족으로 농작물을 중심으로 먹었던 일본인이라는 차이가 체지방 생성에 영향을 미치고 있는 것은 아닐까 생각되고 있다.

일본인 남성과 백인 남성의 내장지방 비교

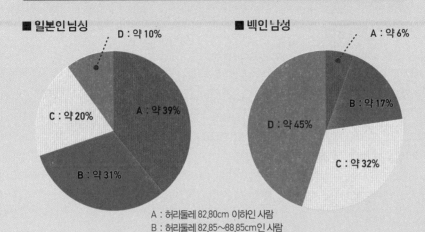

■ 일본인 남성

D : 약 10%
C : 약 20%
A : 약 39%
B : 약 31%

■ 백인 남성

A : 약 6%
B : 약 17%
D : 약 45%
C : 약 32%

A : 허리둘레 82.80cm 이하인 사람
B : 허리둘레 82.85~88.85cm인 사람
C : 허리둘레 88.90~96.75cm인 사람
D : 허리둘레 97cm 이상인 사람

■ 피하지방량의 비교

A
B
C
D

0   50   100   150   200 (cm²)

■ 일본인 남성   ■ 백인 남성

■ 내장지방량의 비교

A
B
C
D

0   20   40   60   80   100   120   140 (cm²)

■ 일본인 남성   ■ 백인 남성

허리둘레로 나눈 각 그룹 A~D의 어느 그룹에서나 일본인 쪽이 백인보다 피하지방량이 적다는 결과가 나왔다.

내장지방량은 반대로 모든 그룹에서 일본인 쪽이 많다. 같은 허리둘레라면 일본인은 생활습관병 등의 위험이 높다는 것이다.

결론
• 일본인 남성은 백인 남성보다 허리둘레가 작은 사람이 많다.
• 일본인 남성은 백인 남성보다 피하지방량이 적다.
• 일본인 남성은 백인 남성보다 내장지방량이 많다.

※ 데이터는 순환기역학 사이트 「epi-c.jp」의 연구에서부터.

06 ~ 09 Page

체지방은 살아가는 데 있어 중요하지만
과하면 비만이 된다.

10 ~ 13 Page

체지방에는 피하지방과 내장지방이 있고,
위험성이 높은 것은 내장지방이다.

18 ~ 21 Page

체지방은 에너지 섭취가
에너지 소비보다 많기 때문이다.

22 ~ 25 Page

체지방은 효율이 좋은 에너지이기 때문에
몸은 지방을 저장한다.

28 ~ 33 Page

일본인은 내장지방이 생기기 쉽다.
특히 남성은 여성보다 생기기 쉽다.

체지방은 살아가는 데 없어서는 안 되는 중요한 것이지만, 과하면 비만이 되어
버린다. 체지방은 어떠한 특징을 가지고 있는지, 그리고 왜 증가하게 되는지.
체지방을 없애려고 하는 사람은 우선 이 장에서 체지방의 기초를 알아두기
바란다.

제 2 장

체지방과 질병의 관계

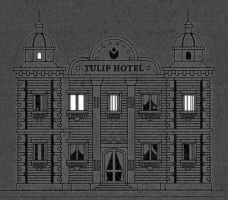

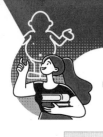

15 비만은 여러 가지 질병을 가져온다

질환 외에 몸에 대한 부하도 높아진다

과식은 체지방의 증가로 이어져 결국 비만에 이른다. 비만이 되고 싶지 않다, 혹은 비만을 벗어나고 싶다고 생각하는 사람도 많을 것이다. 이렇게 비만을 피하려고 하는 것은 보기에 좋지 않을 뿐만 아니라, 질환을 비롯한 여러 가지 나쁜 영향이 있기 때문이다.

비만의 원인이 되는 질환으로는 고혈압이나 지질이상증, 당뇨병 등 여러 가지 생활습관병을 들 수 있다. 이들은 지방세포에서 분비되는 나쁜 물질이 주된 원인이다. 지방세포에서는 좋은 물질(유익 물질)과 나쁜 물질(유해 물질)이 분비되고 있으며, 보통은 그 밸런스를 유지하고 있지만, 지방세포가 많아지면 유해 물질의 분비량이 늘어나게 된다. 특히 내장지방의 증가에 의해 악화돼 간다.

그리고 또 다른 하나는 비만은 질병을 일으킬 뿐만 아니라, 몸이 불어나 무거워지는 것 자체도 문제이다. 허리와 무릎에 큰 부담이 가해져 뼈에 이상이 발생할 수도 있다. 또한 체지방이 내장이나 기관 등을 압박해 내장의 기능이나 호흡에 지장을 초래하는 경우도 있다.

이와 같이 비만은 여러 가지 악영향을 일으키고, 좋은 것은 거의 없다. 38페이지에서 그 악영향에 대해 자세히 설명하고 있으므로, 그것을 읽고 꼭 비만을 피하는 생활 습관을 유의하기 바란다.

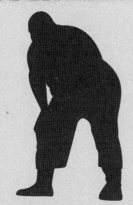

비만에 의한 악영향

체지방으로 몸이 무거워진다

지방세포에서 나오는 분비물이 악화

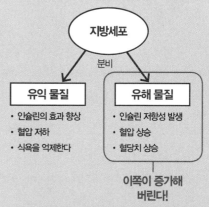

지방세포

분비

유익 물질	유해 물질
• 인슐린의 효과 향상	• 인슐린 저항성 발생
• 혈압 저하	• 혈압 상승
• 식욕을 억제한다	• 혈당치 상승

이쪽이 증가해 버린다!

체지방이 붙으면 몸이 불어나 무거워진다. 이에 의해 특히 부담이 가해지는 허리나 무릎을 아프게 하거나, 내장을 압박해 그 기능을 나쁘게 한다.

지방세포에서는 유익 물질과 유해 물질이 분비되고 있다. 보통은 양자가 균형 있게 혼재되어 있는데, 체지방이 증가하면 유해 물질이 증가해 질환의 원인이 된다.

비만은 여러 가지 질환의 온상

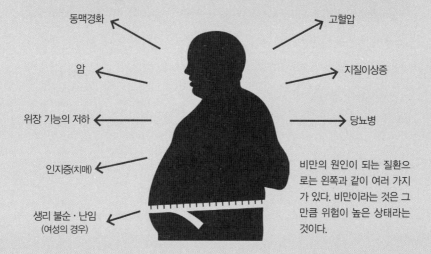

동맥경화

고혈압

암

지질이상증

위장 기능의 저하

당뇨병

인지증(치매)

생리 불순 · 난임
(여성의 경우)

비만의 원인이 되는 질환으로는 왼쪽과 같이 여러 가지가 있다. 비만이라는 것은 그만큼 위험이 높은 상태라는 것이다.

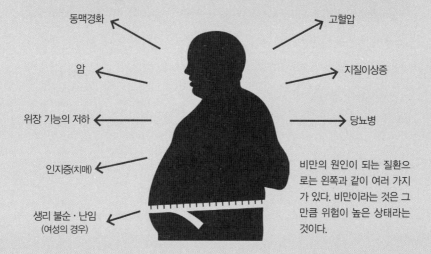

비만은 여러 가지 질병을 가져온다

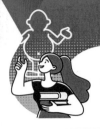

16 비만의 나쁜 영향 ①
고혈압

염분의 과다 섭취만이 원인은 아니다

고혈압이라고 하면 '염분의 과다 섭취가 원인'이라는 이미지가 강할 것이다. 확실히 일본인은 옛날부터 염분이 많은 음식을 자주 섭취하고 있었기 때문에 고혈압인 사람이 많이 있었다. 최근에는 건강 의식도 높아져 염분의 섭취량은 줄고 있지만, 그래도 염분의 과다 섭취로 인한 고혈압은 아직 많이 있는 것 같다.

최근에는 비만의 원인인 고혈압이 청년·중년 남성들에게 늘고 있다. 비만이 고혈압으로 이어지는 것은 비만에 의해 인슐린이 과잉 분비되는 것이 하나의 원인으로 생각되고 있다.

인슐린은 혈액 속의 포도당을 에너지로 사용하는 것을 돕는 호르몬이지만, 내장지방이 많아지면 그 효능이 나빠지게 된다. 그래서 몸은 인슐린을 많이 분비해 이를 보완하려고 한다. 이렇게 혈액 속의 인슐린 농도가 높아지면, 나트륨을 배설하기가 힘들어지거나 혈관이 수축하거나 해서 혈압이 높아진다. 염분을 과다 섭취하지 않아도 비만이 고혈압의 원인으로 되기 쉽다.

또한 고혈압의 진단 기준은 최고 혈압이 140mmHg 이상, 또한 최저 혈압이 90mmHg 이상이다. 혈압이 높아져도 자각 증상은 거의 없으므로 매년 제대로 건강 진단을 받아 혈압을 체크하는 것이 중요하다.

내장지방이 늘어 고혈압이 되는 흐름

정상 상태

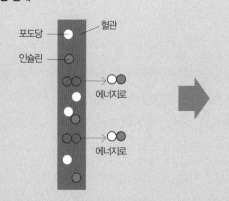

포도당
혈관
인슐린
에너지로
에너지로

인슐린에 의해 포도당이 운반되고 에너지로
사용된다.

내장지방이 증가하면……

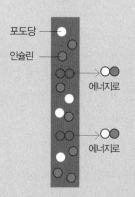

포도당
인슐린
에너지로
에너지로

인슐린의 효능이 나빠져 인슐린이 대량으로
분비된다.

인슐린이 고농도가 된다.

나트륨의 배설 능력이 저하된다.

고혈압이 된다!

내장지방이 증가하고 비만이 되면 인
슐린의 효능이 나빠지고, 그것을 보완
하기 위해 인슐린이 과잉으로 분비된
다. 그리고 인슐린이 고농도가 되면 나
트륨의 배설 기능 저하 등이 일어나 혈
압이 높아진다. 이렇게 비만이 고혈압
으로 이어진다.

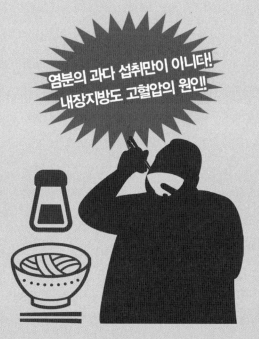

염분의 과다 섭취만이 아니다!
내장지방도 고혈압의 원인!!

39

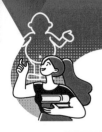

17 비만의 나쁜 영향 ②
당뇨병

인슐린이 고혈당의 원인

당뇨병은 말하지 않아도 누구나 아는 대표적인 생활습관병이다. 당뇨병이란 고혈당이 만성적으로 계속되는 상태로, 망막증, 신증, 신경장애의 3대 합병증을 동반해 위험한 것으로 알려져 있다. 당뇨병이 한 번 발병하면 이후에는 계속 증상에 얽매어 생활을 하게 되기 때문에 당뇨병에 걸리지 않도록 평소에 예방하는 것이 중요하다.

그런데 비만이 왜 당뇨병으로 이어질까 하면, 고혈압의 경우와 마찬가지로 인슐린의 작용과 연관되어 있다. 내장지방이 증가하면 인슐린의 효능이 나빠지고, 그것을 보완하기 위해 인슐린이 과다하게 분비되는데, 이 상태가 계속되면 결국 췌장이 피곤해져 인슐린 분비량이 저하된다. 그러면 포도당이 잘 사용되지 않아 혈액 속에 모이게 되거나, 당이 넘치는 고혈당 상태가 되어 버리는 것이다.

당뇨병의 판정 기준은 다음 페이지에 있듯이 혈당치와 HbA1c(당화혈색소)가 기초가 된다. 혈당치만으로는 식사 전후에 크게 수치가 바뀌기 때문에 과거 1~2개월의 혈당 변동을 나타내는 HbA1c(당화혈색소)의 값도 함께 진단하는 것이다.

또한 일본인은 유럽이나 미국 등 백인과 비교해 유익 물질인 아디포넥틴을 충분히 분비할 수 없는 사람이 많고, 인슐린의 분비량도 적은데다 내장지방이 많다는 단점이 있다. 그만큼 당뇨병에 걸리기 쉽다는 것을 알아 두자.

내장지방의 증가에서 당뇨병에 이르는 흐름

내장지방이 증가하면……

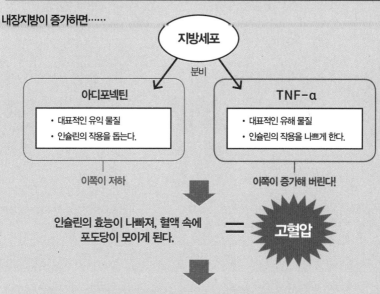

지방세포

분비

아디포넥틴
- 대표적인 유익 물질
- 인슐린의 작용을 돕는다.

TNF-α
- 대표적인 유해 물질
- 인슐린의 작용을 나쁘게 한다.

이쪽이 저하

이쪽이 증가해 버린다!

인슐린의 효능이 나빠져, 혈액 속에
포도당이 모이게 된다.

= **고혈압**

이하의 기준을 만족시키면 당뇨병으로 판정된다.

판정 항목	정상형	당뇨병형
공복 시 혈당치	110mg/dl 미만	126mg/dl 이상
공복 시 이외의 혈당치	—	200mg/dl 이상
HbA1c※	—	6.5% 이상

※ 혈액 속의 헤모글로빈 중 당화된 헤모글로빈의 비율로 과거 1~2개월의 혈당 변동을 알 수 있다.
※ 데이터는 후생노동성 「e-헬스넷」에서부터.

일본인은 당뇨병에 걸리기 쉽다?

일본인은 유럽이나 미국 등 백인과 비교해……

- 아디포넥틴의 분비량이 적은 사람이 있다.
- 인슐린 분비량이 절반에서 1/4
- 내장지방이 잘 붙는다.

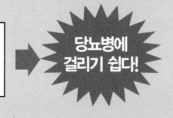

**당뇨병에
걸리기 쉽다!**

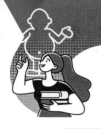

18 비만의 나쁜 영향 ③ 지질이상증

혈액 중의 지질이 비정상적인 양이 된다

지질이상증도 비만에 의해 발생하는 질환의 하나이다. 지질이상증은 혈액 속의 지질 농도가 기준 범위를 벗어난 상태로, 식사에서 섭취하는 지질이 너무 많거나 지방세포에 지질이 너무 많이 쌓이면 발병하기 쉽다. 지질이상증 자체는 특별히 자각 증상은 없지만, 44페이지에 소개한 동맥경화로 이어지는 원인이 되기 때문에 상당히 위험이 높은 상태라고 할 수 있다.

혈액 속의 지질이라고 하면, 주로 중성지방과 콜레스테롤을 들 수 있다. 중성지방은 체지방의 근원이 되는 물질로, 보통은 일정량이 혈액 속에 흐르고 있지만 내장지방이 증가하고 비만이 진행되면 그 농도가 높아진다. 구체적으로는 혈액 속의 농도가 150mg/dl 이상이 되면 지질이상증으로 진단된다.

한편 콜레스테롤은 세포막이나 호르몬의 근원이 되는 성분으로, 좋은 콜레스테롤과 나쁜 콜레스테롤이 있다. 보통은 양자가 균형 있게 유지되고 있지만, 내장지방이 증가하면 좋은 콜레스테롤이 줄고, 혈관 벽에 부착물이 증가하기 쉽다. 이것에 의해 혈관이 딱딱해지고 동맥경화를 일으키는 것이다. 구체적인 숫자로는 혈액 속의 농도가 40mg/dl를 하회하면 지질이상증으로 본다. 또한 나쁜 콜레스테롤에 관해서는 현재는 비만과의 연관성은 지적되고 있지 않다.

내장지방이 증가해 지질이상증이 되는 흐름

정상 상태

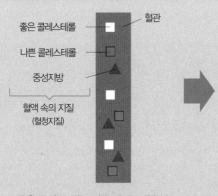

좋은 콜레스테롤

혈관

나쁜 콜레스테롤

중성지방

혈액 속의 지질
(혈청지질)

좋은 콜레스테롤·나쁜 콜레스테롤과
중성지방이 균형 있게 존재하고 있다.

내장지방이 증가하면……

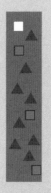

좋은 콜레스테롤이 줄고, 중성지방이 증가
하게 된다.

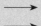

지질이상증

좋은 콜레스테롤이 감소한다. ⟶ 동맥경화로 이어진다.
중성지방이 증가한다. ⟶ 인슐린의 분비가 방해된다.

43

지질이상증의 진단 기준

이하의 기준을 만족시키면 지질이상증으로 진단된다.

판정 항목	기준
HDL(좋은) 콜레스테롤	40mg/dl 미만
LDL(나쁜) 콜레스테롤	140mg/dl 이상
중성지방	150mg/dl 이상

※ 모두 공복 시의 값이 기준
※ 데이터는 후생노동성 「e-헬스넷」에서부터

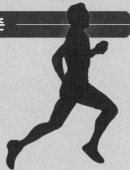

지질이상증은 운동이나 체중
감량을 하면 개선된다.

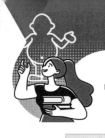

19 비만의 나쁜 영향 ④ 동맥경화

대사증후군의 위협

지금까지 소개한 고혈압, 당뇨병(고혈당), 지질이상증이 악화되면 동맥경화로 발전한다. 동맥경화란 동맥의 혈관이 딱딱해져 막히기 쉬운 상태를 말한다. 뇌의 혈관이 막히면 뇌경색을, 심장의 혈관이 막히면 심근경색을 일으키고 최악의 경우 죽음에 이른다.

그렇기 때문에 고혈압, 고혈당, 지질이상증의 세 가지는 대사증후군의 진단 항목으로 다루어진다. 대사증후군이라는 말을 들어 본 적이 있어도 그냥 '생활 습관을 개선하는 편이 좋은 상태' 정도로 생각하고 있지 않을까?

실제로는 그대로 방치해 두면 동맥경화를 초래해 사망 위험이 높아지는 위험한 상태가 된다.

대사증후군의 구체적인 진단 기준은 다음 페이지에서 소개하고 있듯이 남성은 허리둘레 85cm 이상, 여성은 허리둘레 90cm 이상으로 고혈압, 고혈당, 지질이상증 중 두 가지 이상의 항목에 해당되는 것이다. 1항목에만 해당되는 '대사증후군 예비군'을 포함해 일본에서는 남성은 2명 중 1명, 여성은 5명 중 1명이 이에 해당한다고 추측되고 있다.

문제는 대사증후군에 자각 증상이 없다는 것이다. 알게 됐을 때는 이미 때가 늦으므로 대사증후군 검진을 정기적으로 받는 것이 중요하다.

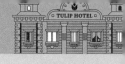

대사증후군의 진단 기준

허리둘레 → 남성은 85cm 이상, 여성은 90cm 이상

| 고혈압 → 혈압이 최대 130mmHg, 최소 85mmHg 이상 |

| 고혈당 → 공복 시 혈당치가 110mg/dl 이상 |

지질이상증 → HDL 콜레스테롤이 40mg/dl 미만
중성지방이 150mg/dl 이상

2항목 이상에
해당

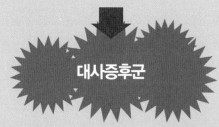

대사증후군

※ 기준은 일본의 내과계 8학회가 설정한 것

대사증후군의 끝은 동맥경화

동맥경화란……

동맥의 혈관이 딱딱해져 혈전이 생기고, 혈관이 막히기 쉬운 상태

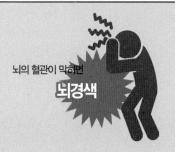

뇌의 혈관이 막히면
뇌경색

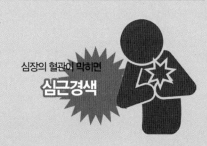

심장의 혈관이 막히면
심근경색

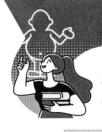

20 비만의 나쁜 영향 ⑤
암

비만과 암의 관계는 알고 있는 사실

비만이 원인이 되는 것은 대사증후군뿐만이 아니다. 실제로 비만이 진행되면 암의 위험이 높아진다는 것이 국립암연구센터와 세계보건기구(WHO) 등의 기관에서 지적되어 왔다.

예를 들면 국립암연구센터는 『과학적 근거에 기초한 암 예방』에서 BMI 27 이상의 사람은 폐경 후 유방암, 대장암, 간암, 자궁내막암 등의 위험이 높아진다고 지적하고 있다. 또한 세계보건기구는 비만이 주요한 원인이 되는 것으로 결장암, 식도암, 간암 등 13종류의 암을 들고 있다. 이외에도 여러 가지 연구에서 비만이 암의 원인이 된다는 것은 널리 인식되어 있다.

그런데 왜 비만이 암으로 이어지는 것일까? 여기에는 몇 가지 설이 있지만, 인슐린을 원인으로 보는 연구가 주목받고 있다. 인체에는 불필요한 세포가 자동적으로 죽는 아포토시스라고 하는 현상이 있는데, 비만으로 인슐린의 농도가 높아지면 이것이 일어나기 힘들어진다. 그래서 원래라면 죽어야 할 암세포가 살아남게 되는 것이다. 그 밖에도 고농도의 인슐린이 암세포를 촉진한다는 지적도 있다. 어쨌든 비만이 암에 영향을 미치는 것은 확실하다고 볼 수 있으므로 비만을 해소하는 것보다 더 좋은 것은 없다.

— 비만과 암의 관계성 —

암에 의한 사망 위험과 BMI

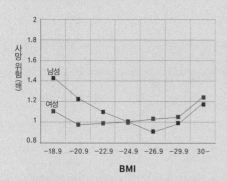

BMI

비만과의 관련이 지적되고 있는 암

확실하게 위험이 증가
유방암 (폐경 후)

거의 확실하게 위험이 증가
대장암, 간암

위험 증가의 가능성 있음
자궁내막암, 유방암 (폐경 전)
※ BMI 30 이상

47

국립암센터의 발표에 따르면, 남녀 모두 BMI 27 이상은 암으로 인한 사망 위험이 높아진다고 한다. 특히 오른쪽 위에 나타낸 암에서 그 경향을 볼 수 있을 것 같다. 또한 너무 말라도 암의 위험이 높은데, 이것은 영양 부족 등을 원인으로 볼 수 있다.

※ 데이터는 국립암센터 발행 「과학적 근거에 기초하는 암 예방」에서

— 왜 비만이 암으로 이어지는 것일까? —

내장지방이 증가함으로써 인슐린이 과다하게 분비된다.

고농도 인슐린이 아포토시스를 일으키기 어렵게 한다.

고농도 인슐린이 암세포의 성장을 촉진한다.

아포토시스란?

생명을 유지하기 위해 불필요해진 세포가 자동적으로 죽는 구조로, 올챙이의 꼬리가 그 예이다. 아포토시스가 일어나기 힘들어지면 원래 죽어야 할 암세포가 살아남게 된다는 것이다.

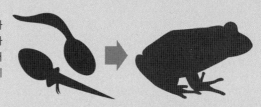

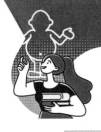

21 비만의 나쁜 영향 ⑥ 위장 기능의 저하

내장지방이 위를 압박

　　내장지방이 증가하면 인슐린과 혈중 지질 등에 영향을 미칠 뿐만 아니라, 내장지방 자체가 방해가 된다는 면도 간과할 수 없다. 내장지방은 내장 주변에 내장을 고정하는 역할이 있지만, 너무 많으면 내장을 압박해 그 기능을 방해하게 된다.

　　예를 들면 위를 압박하면, 위가 잘 움직일 수 없게 되어 원래 장으로 보내야 할 음식물이나 위산이 식도로 반대로 되돌아와 버리는 경우가 있다. 식도는 위와 달리 산에 약하기 때문에 위산이 역류하면 점막이 헐게 된다. 이것이 역류성식도염이다. 또한 장을 압박하면, 음식물을 소화하면서 출구 쪽으로 밀어내는 작용이 방해를 받아 대변이 잘 나오지 않아 변비가 되기도 한다. 여성의 경우는 자궁이나 난소 주변도 내장지방이 붙기 쉬운 장소로, 이것에 의해 장이 압박을 받으면 변비가 생기기 쉽다.

　　그 외에 하복부의 내장지방이 방광을 압박하는 경우도 주의해야 한다. 방광이 압박되면 소변을 제대로 저장할 수 없게 되어 빈뇨로 이어진다. 또한 소변의 통로가 압박되어 소변이 나오기 힘들어지는 경우도 있다. 이러한 상태가 되면, 밤중에 몇 번이나 화장실에 가기 위해 잠을 깨게 된다. 또한 이 현상은 남성에게 많이 볼 수 있다. 여성은 방광의 상부에 자궁이 있어 방광보다 자궁이 압박을 받기 쉽기 때문이다.

내장지방이 위와 장을 압박하면……

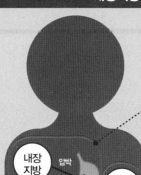

위를 압박

역류성식도염

장을 압박

변비

내장지방이 너무 많으면, 위와 장을 압박한다. 위를 압박하면 음식물이나 위산이 식도로 반대로 되돌아와 역류성식도염을 일으키기 쉽다. 장을 압박하면 음식물을 출구 쪽으로 밀어내는 작용이 방해되어 변비가 될 수도 있다.

방광에 대한 압박으로 화장실을 자주 가는 경우도

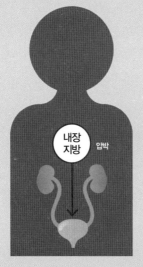

내장지방이 방광을 압박하면 소변을 제대로 저장할 수 없게 되고, 요도를 압박하면 소변이 나오기 힘들어진다. 이러한 상태가 되면 자주 화장실에 가게 된다. 방광이 압박받기 쉬운 남성에게 흔히 볼 수 있는 현상이다.

비만의 나쁜 영향 ⑥ 위장 기능의 저하

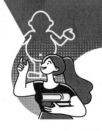

22 비만의 나쁜 영향 ⑦
생리 불순 · 불임

고농도 인슐린으로 인해 배란장애

비만이 실제로 여성의 생리 불순이나 불임에도 영향을 미치고 있다는 것을 알고 있었을까? 언뜻 보면 관계없을 것 같지만, 내장지방이 증가해 인슐린이 과다 분비되면 생식 기능에 영향을 미쳐 생리 불순이나 불임을 일으킨다.

구체적으로는 먼저 배란장애가 일어난다. 배란 자체가 어려워지고, 그 결과 월경 기간이 길어지거나 무월경이 되기도 한다. 이른바 생리 불순 상태가 되는 것이다. 또한 다낭포성난소증후군과의 관계도 지적되고 있다. 다낭포성난소증후군이란 난포가 좀처럼 자라지 않아 배란이 잘 이루어지지 않는 질환으로, 난포가 난소에 계속 많이 남아있기 때문에 그렇게 불리고 있다. 인슐린이 고농도가 되면 남성호르몬이 증가하고, 이 남성호르몬이 난포의 발육을 억제해 배란을 방해한다. 여드름이나 다모 등의 현상을 동반하기도 한다.

또 다른 하나는 난자의 질도 저하된다. 난자의 질이 떨어지면 수정해도 배아(막 발생한 생명)가 좀처럼 성장하지 않고, 잘 착상되지 않는 경우가 많아진다. 이렇게 임신이 성공하기 어려워져 불임이 되는 것이다.

만약 생리 불순이나 불임으로 고민하는 여성이 비만이라면 이를 해소함으로써 개선되는 경우가 있다. 비만을 해소하는 것은 어엿한 불임 치료의 하나이다.

내장지방이 많으면 배란에 장애가 생긴다

내장지방이 증가하면 인슐린이 과잉으로 분비된다.

배란이 정상으로 이루어지지 않게 된다.

생리 불순

배란이 어려워지면 월경 기간이 길어지거나 월경을 하지 않는다. 이른바 생리 불순의 상태가 된다.

다낭포성난소증후군

배란장애의 하나로 인슐린 농도가 높아짐에 따라 남성호르몬이 증가해 난포의 성장을 방해하는 것이 원인으로 생각된다.

임신율의 저하

배란해도 난자의 질이 떨어지기 때문에 수정란이 잘 자라지 않고, 착상하기 어려워진다. 좀처럼 임신할 수 없는 불임의 상태가 된다.

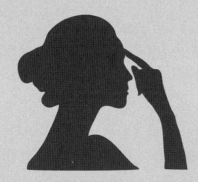

비만 해소는 불임 치료의 하나

비만이 원인으로 불임 상태가 된 경우는 비만을 해소함으로써 개선될 수도 있다. 비만 해소는 불임 치료의 하나이다.

단, 너무 마른 것에는 주의

너무 마르면 그것도 또한 불임의 원인이 된다. 피하지방이 적어지면 에스트로겐이 충분히 분비되지 않기 때문으로 생각된다.

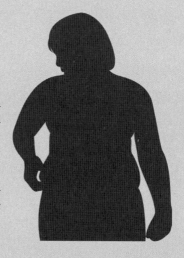

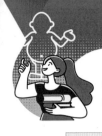

23 비만의 나쁜 영향 ⑧ 인지증

밝혀졌다! 비만과 인지증의 관계

인지증이라고 하면, 노인이 되면 누구나 발병 위험이 있는 어쩔 수 없는 것으로 생각하고 있진 않을까? 사실은 인지증은 비만인 사람일수록 발병하기 쉬운 것으로 밝혀져 있다. 비만은 이러한 것에까지 영향을 미친다.

미국과 스웨덴의 연구에 따르면, 비만, 고혈압, 고혈당, 지질이상증에 해당하는 사람은 그렇지 않은 사람과 비교해 인지증의 위험이 높다고 한다. 특히 이들 모두에 해당되는 대사증후군인 사람은 하나도 해당되지 않는 사람과 비교해 인지증의 위험이 무려 약 6배! 또한 인지증에서 가장 많은 알츠하이머형 인지증에 해당되는 사람 중 약 60%가 내장지방이 많았다고 한다. 그리고 대사증후군인 사람은 인지증이 발병하면 인지 기능의 저하가 빨리 진행된다고 하니, 정말로 엎친 데 덮친 격의 상태라고 할 수 있다.

왜 비만이 인지증을 초래하는지에 대해서는 이것도 역시 인슐린과 관련이 있다. 알츠하이머형 인지증은 아밀로이드 β라고 하는 단백질이 뇌의 신경세포에 축적되어 발병하는 것으로 생각되는데, 내장지방이 증가해 인슐린의 효능이 나빠지면 이 축적이 빨라지게 된다. 또한 지방세포에서 분비된 나쁜 물질이 아밀로이드 β의 축적을 촉진하는 것도 원인으로 생각되고 있다.

인지증의 발병 위험을 높이는 주된 요인

고혈압

고혈당

지질이상증

흡연

그야말로 대사증후군 그 자체

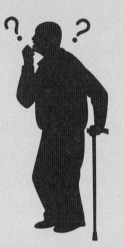

내장지방이 증가하면
인지증의 위험이 6배라는 이야기도

미국과 스웨덴의 연구에 따르면 고혈압, 고혈당, 지질이상증 모두에 해당되는 사람은 인지증의 발병 위험이 약 6배나 뛰어오른다고 한다.

왜 대사증후군이 인지증으로 이어지는가?

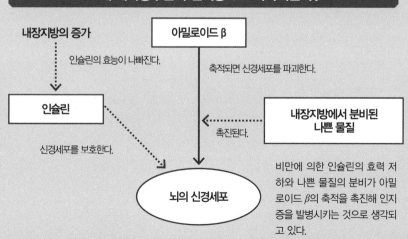

내장지방의 증가

인슐린의 효능이 나빠진다.

아밀로이드 β

축적되면 신경세포를 파괴한다.

인슐린

내장지방에서 분비된 나쁜 물질

촉진된다.

신경세포를 보호한다.

뇌의 신경세포

비만에 의한 인슐린의 효력 저하와 나쁜 물질의 분비가 아밀로이드 β의 축적을 촉진해 인지증을 발병시키는 것으로 생각되고 있다.

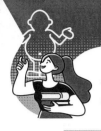

24 비만의 나쁜 영향 ⑨
수면 시 무호흡증후군

비만은 호흡에 지장을 초래한다

비만의 나쁜 영향은 아직 더 있다. 비만은 산소 결핍을 일으켜 호흡에 지장을 초래한다.

내장지방과 피하지방이 너무 증가하면 그것이 몸을 조여 호흡 동작을 압박한다. 이에 의해 호흡 능력이 떨어지거나 폐활량이 저하되는 것은 비만인 사람에게 흔히 있는 일이다.

특히 목둘레에 붙은 체지방은 기도를 압박해, 폐에 출입하는 공기를 제한하게 된다. 그 결과로 발생하는 것이 수면 시 무호흡증후군이다. 수면 시 무호흡증후군이란 그 이름대로 수면 중에 호흡이 멈춰 버리는 증상이다. 코를 고는 것이 하나의 징조인데, 심해지면 자주, 더구나 10초 이상이나 호흡이 멈추기도 한다. 호흡이 멈춘다는 것은 그만큼 뇌와 심장, 혈관에 부담이 가해지는 것으로, 협심증이나 심근경색 등으로 이어지는 경우도 드물지 않다. 수면 시 무호흡증후군은 단순히 호흡을 멈추는 것만이 아니고 그 자체가 위험한 증상이다.

또한 수면 시 무호흡증후군은 비만만이 발병 원인은 아니지만, 해당 환자에 비만인 사람이 많은 것 또한 사실이다.

그 외에 체지방이 증가하면 그만큼 많은 산소가 필요해지고, 호흡에 부담이 가해지는 점도 간과할 수가 없다. 그렇지 않아도 호흡이 압박받기 쉬운데 많은 호흡이 필요해진다는 것은 비만인 사람에게는 큰 부담을 주는 것이다.

비만은 산소 결핍을 일으킨다

산소를 체지방에 빼앗겨 버린다.

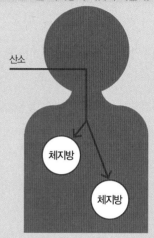

산소

체지방

체지방

체지방이 증가하면 거기에 산소를 빼앗겨 산소 결핍이 되기 쉽다. 보다 많은 호흡을 해서 산소를 들이마실 필요가 생긴다.

체지방이 몸을 압박한다.

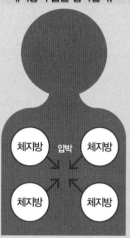

체지방　압박　체지방

체지방　체지방

체지방이 몸을 조여 호흡 동작을 압박한다. 이로 인해 호흡 능력이 떨어지거나 폐활량이 저하된다.

수면 시 무호흡증후군을 일으키기도

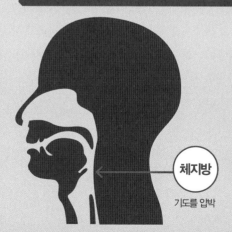

체지방

기도를 압박

호흡에 장애가 생긴다.

산소를 충분히 들이마실 수 없다.

수면 시 무호흡증후군

목둘레에 붙은 체지방이 기도를 압박하면 폐에 공기가 들어가기 힘들어진다. 자고 있는 동안에 몇 번이나 호흡이 멈추는 수면 시 무호흡증후군이 될 수도 있다.

55

비만이 나쁜 영향 ⑥ 수면 시 무호흡증후군

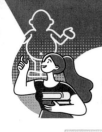

25 비만의 나쁜 영향 ⑩ 뼈와 관절의 이상

무거운 체중이 관절염을 일으킨다

물론 비만으로 불어난 체중에 따른 위험도 잊어서는 안 된다. 체중이 무거워지면, 그만큼 뼈와 관절에 부담이 가해져 허리나 무릎 등에 통증을 일으킨다. 체지방이 증가해도 뼈는 커지는 것이 아니므로 지탱하는 근육이 없으면 뼈에 부하가 증가될 뿐이다. 특히 여성은 남성에 비해 근육이 약하고 골밀도도 저하되기 쉽기 때문에 큰 위험이 된다.

뼈와 관절에 통증을 일으키는 증상으로는 퇴행성관절증을 들 수 있다. 뼈와 뼈를 연결하는 관절에는 중간에 쿠션이 되는 연골이 있는데, 만성적으로 부하가 계속 가해지면 이 연골이 닳아져 간다. 이로 인해 관절에 염증이 생기거나, 결국 관절이 변형되어 버리는 것이 퇴행성관절증이다. 심해지면 통증과 운동 범위의 저하 등의 증상을 동반하고, 생활에 여러 가지 지장을 초래한다. 퇴행성관절증은 나이가 듦에 따라 증가해 가는 증상이지만, 비만도 큰 원인이라는 것을 알아 둬야 한다.

마찬가지로 척추뼈가 손상되면, 변형성척추증이나 추간판탈출증을 일으킨다. 척추뼈가 변형되어 신경을 압박하는 것이 변형성척추증, 척추의 각 뼈 사이에 있는 추간판이 변형되어 신경을 압박하는 것이 추간판탈출증이다. 이로 인해 허리통증 등의 증상이 나타나는 것인데, 근본적으로는 비만이 큰 원인으로 되어 있다.

몸의 무게로 퇴행성관절증이 발병

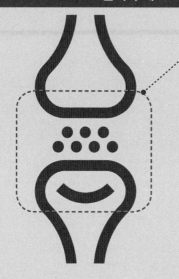

만성적으로 체중이 너무 기해지면
연골이 변형·마모

퇴행성관절증

- 관절이 아프다.
- 관절의 운동 범위가 좁아진다.

체중이 무거우면 만성적으로 관절에 부하가 가해진다. 이로 인해 연골이 닳게 되면 관절이 염증을 일으키거나 뼈와 뼈가 직접 부딪치기도 한다. 통증과 관절의 운동 범위 저하를 동반하기 때문에 생활에 여러 가지 지장이 생긴다.

57

척추를 다치면 변형성척추증과 추간판탈출증으로

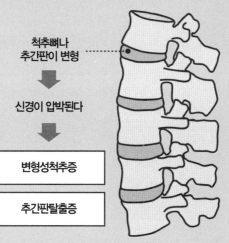

척추뼈나
추간판이 변형

신경이 압박된다

변형성척추증

추간판탈출증

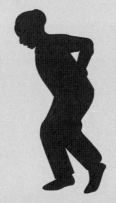

척추에 부하가 계속 가해지면 추간판이 변형되어 신경을 압박하게 된다. 허리통증의 원인 중 하나로, 손발 저림을 동반하기도 한다.

비만이 나쁜 영향 ⑥ 뼈와 관절의 이상

2장 │ 체크 포인트

36 ~ 37 Page
비만은 몸을 무겁게 하는 것만이 아니다.
나쁜 물질이 분비되어 여러 가지 질환으로

38 ~ 45 Page
고혈압, 고혈당, 지질이상증
대사증후군의 끝은 동맥경화로 사망 위험

46 ~ 47 Page
비만과 암이 관련되어 있는 것은
이미 알고 있는 사실

52 ~ 53 Page
인지증이 걸리는 사람은 비만인 경우가 많다.
잘못된 생활 습관이 인지 기능의 쇠약으로

56 ~ 57 Page
물론 몸이 무거워지는 것도 위험
비만은 허리와 무릎에 통증을 일으키는 원인

비만은 몸을 무겁게 할 뿐만 아니라, 여러 가지 질환을 초래하는 것이 큰 문제이다. 또한 고혈압, 당뇨병, 동맥경화, 암, 인지증 등 비만은 이렇게나 많은 위험을 높이고 있는 것이다. 따라서 이 장을 읽으면 틀림없이 비만을 해소하고 싶어질 것이다!

제 **3** 장

내장지방을
줄이기 위한 식사법

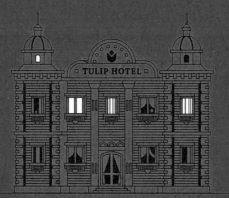

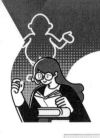

26 체지방을 줄이는 네 가지 규칙
살찌지 않는 최강의 식사법

식욕을 셀프 컨트롤하자

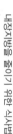

체중을 신경 쓰지 않고 맛있는 것을 원하는 만큼 먹을 수 있다면, 이보다 더한 행복은 없을 것이다. 그러나 현실은 그렇게 만만치 않다. 비록 일상적으로 운동 습관이 있는 사람이라도 아무런 제한 없이 자유분방한 식생활을 하면, 대사증후군 체형으로 직행하게 된다.

식사는 일상생활의 에너지원이며, 자신의 몸을 만드는 것이기 때문에 영양의 균형을 생각해 몸에 좋은 것을 먹는 것이 중요하다. 특히 체중과 체지방이 걱정되는 사람은 식사법에도 주의가 필요하다. 예를 들면 하루 세끼를 규칙적으로 먹고, 매일 정해진 시간에 식사를 섭취하는 습관을 붙이면 조금 배가 고플 때에도 'ㅇ시가 되면 식사할 테니까……'라고 다음 식사까지의 시간을 알 수 있으므로 불필요한 간식을 억제할 수 있다.

또한 식사 중에는 잘 씹어 먹는 것을 의식하면, 실제로 먹은 양 이상으로 포만감을 얻을 수 있다. 반대로, 몰아넣듯이 급하게 먹으면 뇌가 포만감을 느끼기 전에 필요 이상의 양을 먹어 버리기 때문에 필연적으로 살찌기 쉬워진다. 평소 과식이 걱정되는 사람은 주식이나 반찬을 조금 줄이고, 대신에 포만감 있고 식이섬유도 풍부한 샐러드를 많이 섭취하도록 하자. 식사 중에 '배가 부르다'고 느꼈다면, 거기서 젓가락을 멈추는 용기도 중요하다.

체지방을 줄이는 식사법

① 하루 세끼를 규칙적으로 한다.

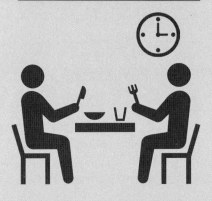

식사는 영양적으로 균형 잡힌 것을 하루 세끼 규칙적으로 먹는 것이 원칙이다. 원하는 시간에 원하는 것을 원하는 만큼 먹어서는 체지방을 줄이기는커녕 계속 증가할 뿐이다.

② 서두르지 말고 잘 씹어서 먹는다.

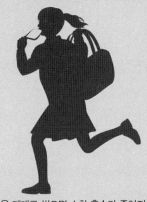

음식을 제대로 씹으면 소화 흡수가 좋아져 뇌가 '식사를 하고 있다'고 느낀다. 씹는 횟수가 많을수록 실제로 먹은 양 이상으로 포만감을 얻기 쉽다.

③ 식이섬유를 많이 섭취한다.

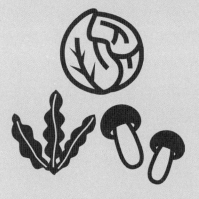

잎채소나 버섯, 해조류 등 섬유질이 많이 포함된 것을 먹으면 혈당치 상승을 억제하고 위를 채울 수 있다.

④ '남기면 아깝다'는 NG

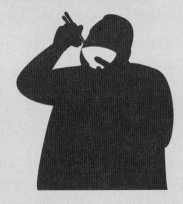

포만감이 생겼다면 식사는 종료한다. '남기면 아깝다'고 먹어 버리는 것이 지방 증가로 이어진다.

체지방을 줄이는 네 가지 규칙! 깔짝지 않는 최강의 식사법

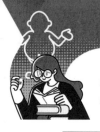

27 '먹는 순서'보다 식사의 내용이 가장 중요!

순서를 바꾸는 것만으로는 살을 뺄 수 없다

다이어트 붐인 요즘, 여러 가지 다이어트법이 미디어에서 다루어지고 있는데, 그 중에서도 특히 화제가 된 것이 '미트 퍼스트'와 '베지터블 퍼스트' 등의 '먹는 순서'에 주목한 것이다.

'미트 퍼스트'나 '베지터블 퍼스트'는 당질의 섭취량을 제한하는 다이어트에서 권장되고 있는 식사법으로, 밥이나 빵 등의 탄수화물(=당질)은 나중에 먹고 고기나 생선 등의 반찬(주로 단백질) 또는 샐러드(주로 섬유질)를 먼저 먹음으로써 식사 중의 혈당치 상승을 완만하게 하고 살이 찌지 않게 한다는 것이다. 의학적으로도 그 효과가 입증된 식사법인데, 그러면 실제로 그것으로 살을 뺄 수 있다. 하지만 의외로 그렇지도 않은 것 같다. '먹는 순서'도 중요하지만, 그 이상으로 주목해야 할 것은 '식사의 내용' 즉, 무엇을 얼마만큼 먹는가이다.

주식을 나중에 먹어 혈당치 상승을 완만하게 해도 결과적으로 나온 식사를 모두 먹어 버리면, 칼로리 섭취는 변함이 없다. 또한 밥을 먹지 않아도 비계 덩어리 고기나 달콤한 과일을 많이 먹으면 본말이 전도된다. 정말로 다이어트를 생각한다면, 다이어트에 적합한 식재료를 몸에 좋은 조리법으로 적절한 양을 지켜 먹는 것을 명심하도록 하자.

중요한 것은 순서가 아니라 내용

먹는 순서를 바꾸어 혈당치 상승을 억제하는 다이어트 방법도 있지만, 나온 것을 모두 먹어 버리면 무의미하다. 결과적으로 얼마만큼의 양, 칼로리를 섭취했는지가 중요하다.

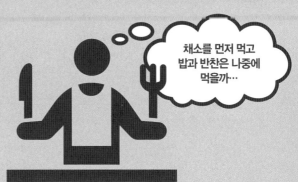

채소를 먼저 먹고 밥과 반찬은 나중에 먹을까…

 ① ② ③ ④   ⑤

63

다이어트에 적합한 식재료

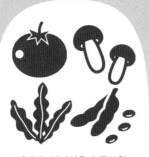

비타민, 식이섬유가 풍부한 채소, 해조류, 콩류는 빼놓지 않고 먹자. 단, 고구마나 호박, 과일 등은 당질도 많이 함유하고 있으므로 다이어트 중에는 피하도록 하자.

어류는 의외로 지방이 많다. 그에 비해 오징어나 조개류는 지방이 적고, 단백질도 풍부하므로 추천하는 식재료이다.

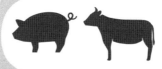

고기는 지방이 많은 부위를 피하고, 등심이나 닭가슴살을 먹도록 하자.

'먹는 순서'보다 '식사의 내용'이 가장 중요!

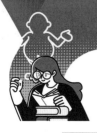

28 식사를 하지 않는 다이어트는 절대 NG

'3대 영양소'는 제대로 섭취한다

다이어트 중에는 식사 제한이 있기 마련이지만, 무조건 먹지 않는다든지, 먹는 횟수, 양을 줄이면 된다는 것은 아니다. 분명히 먹지 않으면 체중도 체지방도 감소하지만, 그런 무모한 다이어트는 영양 균형을 깨기 쉽고 건강을 해칠 가능성도 높다.

인간이 그 몸을 유지하기 위해 없어서는 안 되는 영양소로 '탄수화물(당질)', '단백질', '지질'의 세 가지가 있다. 체지방을 걱정하는 분에게는 당질이나 지질의 섭취가 필요하다고 하면 약간은 혼란스러울지도 모르지만, 이 세가지 성분은 인간의 몸을 만들고 움직이기 위해 반드시 필요한 '3대 영양소'이다.

'3대 영양소'는 모두 평소 식사에서 충분한 양을 섭취할 수 있으므로 특정한 무언가를 의식해서 먹을 필요는 없다. 그러나 식사를 충분히 먹지 않는 무모한 다이어트를 해서 섭취량이 부족하면, 부족한 부분을 다른 방법으로 보충하려고 하기 때문에 문제다. 예를 들면 몸을 움직이는 에너지원인 당질이나 지질이 부족해지면, 자신의 근육이나 내장에 포함된 단백질을 분해해에너지를 얻으려고 한다. 이러한 상태가 몸에 좋을 리 없다.

다이어트 중에는 칼로리만 신경 쓰게 되지만, '3대 영양소'의 역할을 알고 필요한 양을 제대로 섭취하는 것도 잊지 않도록 한다.

3대 영양소 각각의 작용

탄수화물

몸을 움직이는 에너지원

당질이라고도 불리며, 전신의 모든 운동에 대한 에너지원이 된다. 당질이 부족하면, 근육이나 내장의 단백질을 에너지로 바꾸려고 한다.

다당류
쌀밥이나 빵, 감자류 등

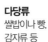

소당류
설탕, 맥아당, 우유 등

단당류
과일이나 곡물, 꿀 등

단백질

신체의 모든 부분을 만드는 재료

근육과 뼈, 장기, 혈액 등 모든 세포를 만드는 재료이다. 단백질은 약 20종류의 아미노산으로 이루어져 있으며, 이 중 8종류는 체내에서 합성할 수 없어 식사로 섭취해야 하기 때문에 필수 아미노산이라고 부른다.

육류
살코기나 등심, 닭가슴살 등

어패류
흰살생선, 오징어, 문어, 조개류 등

유제품
저지방·무지방 우유와 요구르트

콩제품
두부나 낫토, 비지 등

지질

세포막을 만들고, 체내 환경을 조절

세포막과 호르몬을 만드는 재료가 되는 콜레스테롤과 에너지로 이용되는 중성지방 등을 섭취할 수 있다. 체내에서 활용되지 않으면 체지방이 되기 쉬우므로 주의가 필요하다.

식물성 기름
샐러드유
올리브 오일
참기름
들기름 등

생선 기름
정어리나 꽁치, 고등어 등의 기름

동물성 기름
버터, 라드
고기의 비계 부분 등

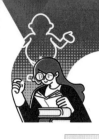

29 비타민을 섭취해 당질과 지질을 활활 소비!

양질의 비타민으로 대사를 향상

앞 페이지에서 소개한 '3대 영양소'와는 별도로, 몸에 필요한 성분으로 '각종 비타민'이 있다. 비타민은 체내에 들어온 여러 가지 영양소를 분해·합성할 때의 이른바 촉매와 같은 것이다. 영양소가 효율적으로 기능할 수 있게 작용하고, 소화·흡수를 돕는다. 주요 비타민으로는 '비타민 A(카로틴)', '비타민 B2', '비타민 C', '비타민 D'의 네 가지를 들 수 있다.

'비타민 A'는 어두운 장소에서 눈의 적응력을 높이며, 또한 피부나 점막을 정상으로 유지하는 기능이 있다. 겨울도 아닌데 피부가 거칠어져 걱정이 될 때는 비타민 A 부족을 의심해야 할지도 모른다.

당질이나 지질, 단백질의 대사를 촉진하는 것이 '비타민 B2'이다. 특히 다이어트의 대적, 지질의 대사에 반드시 필요하다.

'비타민 C'는 철분의 흡수를 높이고, 체내에서 콜라겐 형성에도 관여하는 중요한 성분이다. 부족하면 면역력이 떨어지거나, 모세혈관이 약해지기 때문에 채소와 과일로 보충하자. '비타민 D'는 뼈를 형성하는 칼슘의 흡수를 지원한다. 실제로는 음식물 이외에 햇빛을 쐬어도 보충할 수 있다.

단지 살을 빼는 것이 아니라, 건강하고 아름답게 다이어트하려면 양질의 비타민을 섭취해 몸의 기능을 도와주는 것도 중요하다.

식사로 양질의 비타민을 보충

비타민 A

장어, 돼지고기, 간, 치즈, 난황 등

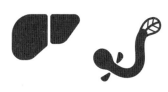

카로틴

녹황색 채소에 많다.

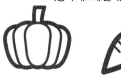

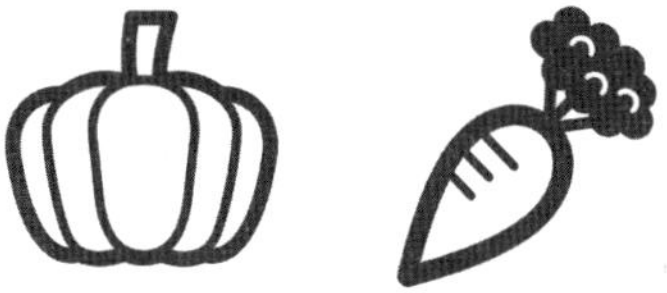

비타민 B₂

간, 돼지고기, 치즈, 우유, 버터 등

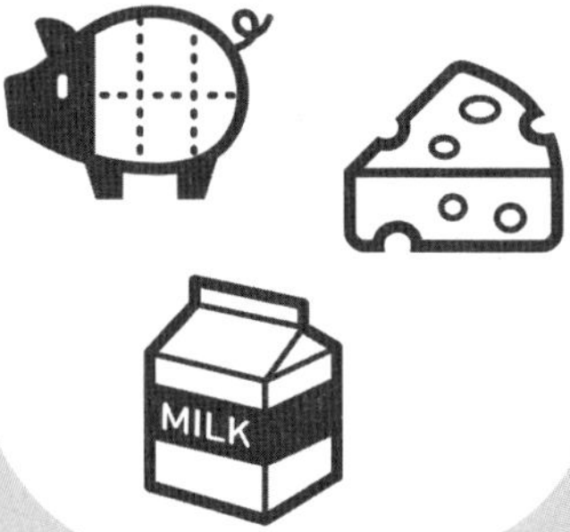

비타민 D

어패류, 달걀, 표고버섯, 목이버섯 등

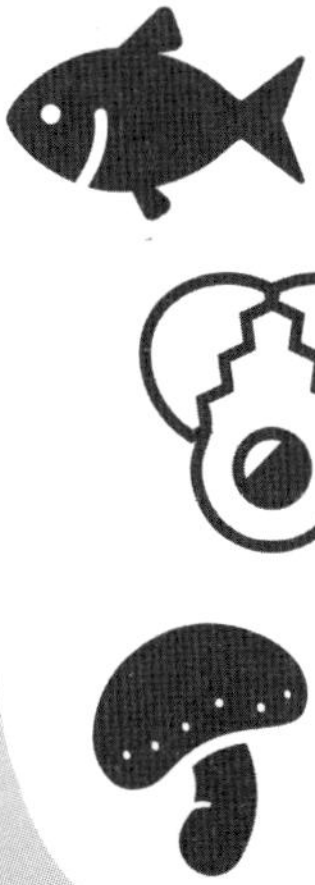

비타민 C

감귤류, 딸기, 시금치, 브로콜리 등

비타민을 섭취해 �당질과 지질을 활활 소비!

30 '미네랄'은 매우 중요한 영양소

미네랄 부족은 생명 활동의 위기?!

'미네랄은 신체에 필요하다'고 들어도 하나도 감이 안 오는 사람이 많을지도 모른다. 그러나 그 대표적인 것으로 '철'과 '칼슘'을 예로 든다면 어떨까? 왠지 모르게 '몸에 꼭 필요한 것이다'라고 말하고 싶은 생각이 들 것이다. '미네랄'은 광물성의 무기물이다. 우리가 살아가기 위해 필수적인 영양소이지만, 광물성이기 때문에 스스로는 생성할 수 없으며 식사 등으로 몸의 외부에서 섭취할 필요가 있다. 이 중 주요 성분이 다음의 네 가지이다.

하나는 식염 성분인 '나트륨'이다. 체내의 수분량을 조절하고, 심장과 근육의 기능도 돕는다. 그러나 너무 많이 섭취하면 혈압 상승의 원인이 되기도 한다. '나트륨'과 비슷한 기능을 하는 것이 '칼륨'이다. 칼륨이 부족하면 신경과 세포의 기능이 둔화되고, 근육에 힘이 들어가지 않기 때문에 주의가 필요하다.

전신에 산소를 보내는 중요한 역할을 담당하고 있는 것이 '철'이다. 철분 부족은 빈혈의 원인이 되고, 나른함과 주의력 저하 등도 일어난다. 뼈와 치아를 만들고 있는 것이 '칼슘'이다. 칼슘은 신경 전달과 혈액 응고도 돕고 있다. 칼슘 부족으로 짜증난다는 말은 자주 듣는 이야기이다. 모두 체지방과는 직접적인 관련은 없지만, 살아가는 데 필수적인 영양소이다. 다이어트 중에도 제대로 보충하자.

식사로 양질의 비타민을 보충

나트륨

식염

칼륨

당근, 무 등의 근채류, 감자류, 바나나와
멜론 등의 과일

69

철분

간, 꽁치, 정어리, 장어, 굴이나 모시조개 등의 조개류, 두부나 두유
등의 콩가공품, 시금치

철분과 탄닌은 상성이 최악!

녹차나 홍차에 들어 있는 탄닌은 철분의 흡수를
방해하므로, 차를 마시는 것은 식후 잠시 시간을
둔 후에…….

칼슘

우유, 치즈 등의 유제품, 말린 멸치 등의 작은 생선, 해조류,
두부나 두유 등의 콩가공품

미네랄도 매우 중요한 영양소

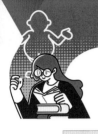

31 체지방을 줄이는 똑똑한 식재료 선택

무엇을 어떻게 먹는지가 중요한 포인트

비만이나 살찐 사람의 대부분은 그 하루의 생활을 보면 살찌는 원인을 알 수 있다고 한다. 또한 그 대부분의 사람에 해낭되는 원인은 칼로리 섭취가 너무 많다는 것이다. 식사 등으로 섭취하는 총 칼로리에 비해, 기초대사나 운동으로 소비되는 칼로리가 적기 때문에 소비되지 않고 남은 에너지가 지방이 되어 몸에 쌓여가는 것이다.

하지만 갑자기 심한 운동을 하는 것은 몸에 부담도 크고 부상의 원인이 된다. 처음부터 무리하지 말고 운동은 매우 가벼운 수준에서부터 시작하며, 우선은 식생활의 내용부터 개선하자. 그날에 먹고 싶은 것을 먹는 것이 아니라, 필요한 영양소를 제대로 섭취할 수 있고, 또한 저칼로리의 식재료를 선택하면 좋다.

예를 들면 고기 100g이라도, 소 등심은 약 500kcal로 고칼로리이지만, 닭 다리살이라면 약 200kcal로 절반 이하가 된다. 마찬가지로 주식으로 빵이나 크루아상을 1~2개 먹는 것보다 쌀밥을 한 그릇 먹는 편이 칼로리를 대폭 줄일 수 있다. 소스나 간장, 드레싱 등의 조미료도 칼로리를 보고 선택하면 더 좋을 것이다. 이렇게 식사를 수정해 칼로리 섭취와 소비의 차이를 조금이라도 메우는 것이 체지방을 줄이는 첫 걸음이 된다.

자주 먹는 식재료의 칼로리를 알자

■ 주요 식재료의 칼로리 기준

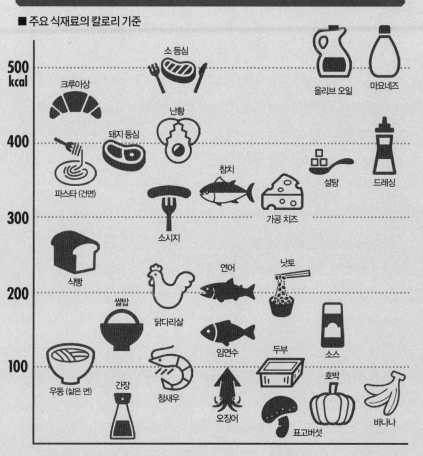

500 kcal

크루아상
소 등심
올리브 오일   마요네즈

400

돼지 등심
난황
파스타 (건면)
참치
설탕   드레싱
가공 치즈

300

소시지
식빵

200

연어   낫토
쌀밥
닭다리살
임연수   두부   소스

100

우동 (삶은 면)   간장   참새우   오징어   호박
표고버섯   바나나

체지방을 줄이는 똑똑한 식재료 선택

채소, 과일은 전반적으로 칼로리가 낮다

평소 자주 먹는 식재료 중에서도 특히 칼로리가 낮은 것이 채소와 과일 전반이다. 비타민, 미네랄도 듬뿍 들어 있으므로 매끼 제대로 먹어 건강하게 체지방을 줄이자. 샐러드로 먹을 때는 높은 칼로리의 드레싱이나 마요네즈는 줄이도록 한다.

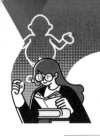

32 동물성, 식물성에 관계없이 기름을 섭취하면 체지방이 된다?

모든 기름은 중성지방으로 이루어져 있다

한 연구기관의 실험 보고서에서 '동물성, 식물성을 불문하고 섭취한 기름은 결국 체지방이 된다'고 하는 충격적인 결과가 발표됐다.

실험동물을 두 그룹으로 나누어 동물성 지방과 식물성 지방을 준 결과, 동물성 지방을 먹은 그룹은 빠짐없이 모두 내장지방이 증가한다. 한편, 식물성 지방을 먹은 그룹은 간에 중성지방이 쌓인 이른바 지방간 상태가 되어 있었다고 한다. 지방이 붙는 방식은 달랐지만, 두 그룹 모두 체지방이 크게 증가했다는 것이다.

정말 놀랄 만한 뉴스이지만, 어디까지나 이것은 실험을 위해 지방만 계속 공급한 결과이다. 인간의 식생활에서 지방만 계속 섭취하는 일은 보통 있을 수 없으므로 이것이 그대로 사람에게도 적용된다고는 단언할 수는 없다. 하지만 최근의 건강 붐으로 인해 '건강에 좋다', '다이어트에 효과적이다'라고 매스컴에서 다룬 식재료가 폭발적으로 팔리는 상황이 일상화되고 있는 것도 또한 사실이다.

그러한 붐을 타고 특정 식재료만 과다하게 섭취하게 되면, 이 실험 결과와 같은 사태가 우리 몸에도 일어날 가능성이 있다. 올리브유나 아마씨유 등 몸에 좋다고 하는 기름도 여러 가지 있지만, 기본적으로는 모두 중성지방이다. 과잉 섭취는 결코 도움이 되지 않는다.

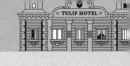

어떠한 기름도 결국은 몸에 축적된다

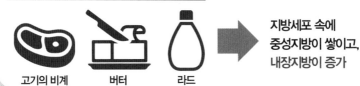

동물성 지방 (주로 포화지방산)

고기의 비계 　 버터 　 라드

➡ 지방세포 속에
중성지방이 쌓이고,
내장지방이 증가

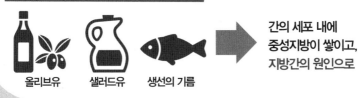

식물성 지방 (주로 불포화지방산)

올리브유 　 샐러드유 　 생선의 기름

➡ 간의 세포 내에
중성지방이 쌓이고,
지방간의 원인으로

어떤 종류의 기름도 많이 섭취하면 체지방이 된다.

건강에 좋은 기름도 있다

적당히 섭취하면 건강에 좋은 기름도 존재한다. 같은 기름을 사용한다면, 오른쪽에 나타낸 오메가3계, 오메가9계에 속하는 기름을 잘 활용하면 좋다.

불포화지방산	오메가3계 지방산	아마씨유, 들기름, 차조기유, 등푸른 생선 기름 등에 많이 들어 있다. 체내에서 합성할 수 없고, 동맥경화나 인지증 예방에 효과가 있는 것으로도 알려져 있다.
	오메가9계 지방산	올리브유, 카놀라유, 홍화유 등에 들어 있다. 올레인산을 많이 함유하고 있으며, 콜레스테롤 대책과 노화 예방에 효과가 기대되고 있다.

동물성, 식물성에 관계없이 기름을 섭취하면 체지방이 된다?

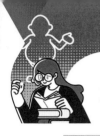

33 고기를 먹는다면 살코기와 닭가슴살이 좋다

콜레스테롤 수치 상승에 주의가 필요

최근 TV 등에서 고기가 가져오는 건강 효과에 대해 자주 보게 된다. 고기를 먹으면 포화지방산이 혈관을 튼튼하게 하고, 또한 단백질은 근육의 기초가 되기 때문에 나이가 들어도 고기를 먹으면 더 건강하게 오래 살 수 있다는 이야기이다.

그 반면, 고기를 먹으면 콜레스테롤 수치가 오르기 때문에 나이가 들면 줄이는 것이 좋다고 하는 말도 많이 듣는다. 사실 고기의 포화지방산에는 콜레스테롤 수치를 높이는 작용도 있기 때문에 중고령 이상에서 고기를 자주 먹는 분은 콜레스테롤 수치 상승으로 인한 동맥경화가 걱정이다. 또한 포화지방산은 고기의 비계뿐만 아니라, 컵라면 등 인스턴트식품과 과자, 초콜릿 등에도 많이 포함되어 있다. 고기를 즐기고 싶다면 이러한 과자류는 최대한 피하는 편이 좋다.

'그래도 고기가 먹고 싶다!'라고 하는 분은 먹는 부위라도 잘 선택하자. 비계가 많은 부위는 피하고, 어깨나 허벅지 등의 살코기를 권한다. 소의 살코기나 닭의 가슴살은 저칼로리, 저지방, 고단백으로 정말로 다이어트에 최적인 완벽한 식재료이다. 더구나 살코기에 많이 들어 있는 L-카르니틴은 지질의 대사를 촉진하고, 몸에 지방이 잘 붙지 않게 하는 작용도 있다. 체지방이나 콜레스테롤이 신경 쓰이는 분은 단연코 살코기를 권한다.

주요 부위에 따라 지방의 양이 다르다

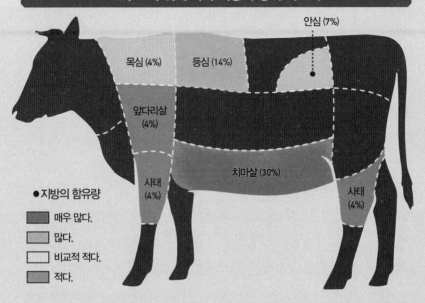

안심 (7%)

목심 (4%)　등심 (14%)

앞다리살
(4%)

치마살 (30%)

사태
(4%)

사태
(4%)

● 지방의 함유량

매우 많다.
많다.
비교적 적다.
적다.

포화지방산이 증가하면 콜레스테롤도 증가한다

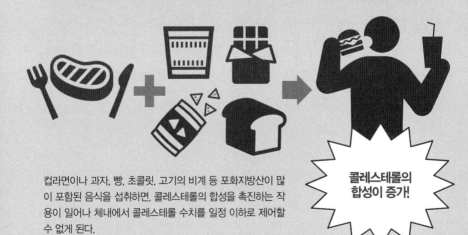

콜레스테롤의
합성이 증가!

컵라면이나 과자, 빵, 초콜릿, 고기의 비계 등 포화지방산이 많이 포함된 음식을 섭취하면, 콜레스테롤의 합성을 촉진하는 작용이 일어나 체내에서 콜레스테롤 수치를 일정 이하로 제어할 수 없게 된다.

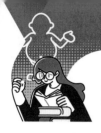

34 체지방을 줄이고 싶다면 조리는 '튀기기보다 굽기', '굽기보다 삶기·찌기'

조리법으로 지방과 칼로리를 줄일 수 있다

식재료나 그 부위의 선택법에 따라 칼로리와 지방의 양이 다르다는 것은 이미 설명했던 대로다. 하지만 그것으로 안심하기에는 아직 이르다. 그 식재료를 어떻게 조리해 먹는지에 따라 같은 재료라도 최종적인 칼로리에 큰 차이가 생기게 된다.

예를 들면, 육류 중에서도 비교적 건강한 닭다리살이지만, 그 조리법을 '튀기기', '굽기', '삶기', '찌기'의 4종류로 비교해 보면, 완성된 요리의 칼로리와 지방에 큰 차이가 있다는 것을 알 수 있다(오른쪽 페이지 위의 그림). 특히 닭튀김은 옷을 입혀 튀기기 때문에 옷이 기름을 흡수해 원래의 고기 칼로리와 지방에 기름이 더해져 있는 것이다. 튀김은 요리로서는 아주 맛있지만, 조금 생각을 바꾸어 보면 '기름을 찍어 먹고 있다'는 것과 같다.

한편 '굽기', '찌기' 등의 조리법은 조리 중에 고기에 포함된 지방이 녹아 육즙이 밖으로 나오기 때문에 조리 전보다 칼로리, 지질 모두 적어진다. 단, 녹아 나온 기름을 그대로 소스로 사용하거나, 높은 칼로리의 조미료를 더하거나 하면, 애써 줄인 칼로리도 원 상태가 된다. 요리 시에는 가급적 기름을 적게 하고 여분의 기름은 버리며, 양념도 가능한 한 심플하게 하도록 유의하자.

조리의 방식에 따라 이렇게 다르다

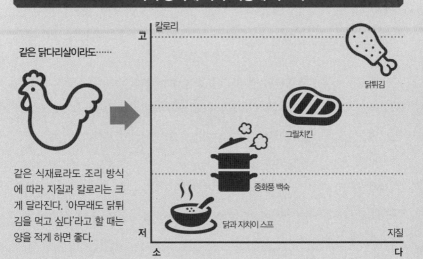

같은 닭다리살이라도……

칼로리 고

닭튀김

그릴치킨

중화풍 백숙

닭과 자차이 스프

저 소

지질 다

같은 식재료라도 조리 방식에 따라 지질과 칼로리는 크게 달라진다. '아무래도 닭튀김을 먹고 싶다'라고 할 때는 양을 적게 하면 좋다.

지질과 칼로리는

튀기기 > 굽기 > 삶기 ≥ 찌기

조금만 궁리를 하면 지방은 줄일 수 있다

튀김옷을 벗긴다. 여분의 비계나 닭고기의 껍질을 제거한다, 조미료를 바꾼다 등과 같이 조금만 궁리를 하면 칼로리와 지질의 섭취량을 줄일 수 있다.

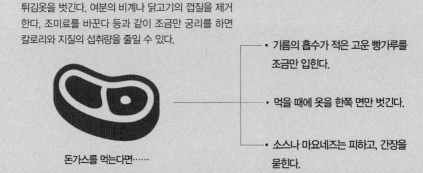

돈가스를 먹는다면……

- 기름의 흡수가 적은 고운 빵가루를 조금만 입힌다.

- 먹을 때에 옷을 한쪽 면만 벗긴다.

- 소스나 마요네즈는 피하고, 간장을 묻힌다.

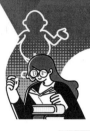

35 '당류 제로' = '당질 제로'가 아니다?

식품의 '강조 표시'에는 내막이 있다

당분은 섭취하고 싶지 않다, 하지만 단 것을 먹지 못하는 것은 힘들다. 그러한 다이어터의 뜨거운 요구에 부응해 일약 히트 상품이 된 것이 '무설탕', '당질 제로', '논 슈거' 등의 표기로 인기인 이른바 당질 컷 식품이다.

발포주나 츄하이, 쥬스류 등에서 자주 볼 수 있는데, 최근에는 파스타나 우동 등의 면류, 햄 등의 가공육, 컵라면 등과 같이 상품의 종류도 많아졌다.

'당질 제로'와 '무당' 등의 문구를 상품 포장에 표기하려면 소비자청이 정하는 기준(오른쪽 페이지 위의 표)을 통과할 필요가 있다. 당질의 경우 식품 100g 중의 함유량이 0.5g 이하이면 '당질 제로' 등의 표기가 가능하게 되어 있다. '무당'인데 은은하게 단맛이 나는 상품의 대부분은 실제로는 이러한 속임수가 숨겨져 있는 것이다.

하지만 이것보다 훨씬 더 무서운 것이 이 기준에서 '당류'의 취급이다. 당알코올 등 일부 감미료는 당류에 포함되지 않기 때문에 이들을 사용하고 있는 식품이나 음료는 그 함유량에 관계없이 '당류 제로'로 표기할 수 있는 것이다. 식품 성분 표시에 자일리톨이나 소르비톨, 말티톨 등의 당알코올이 포함되어 있으면 주의하기 바란다. 구입할 때는 확실하게 성분 표시를 확인하자.

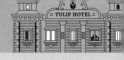

식품의 강조 표기에 관한 기준

■ 강조 표시 기준(일부 발췌)

강조 표기	제로(zero) · 논(non) · 레스(less) · 무(無)	줄임, 라이트 · 다이어트 · 오프 · 저 · 소	
		식품	음료
열량	5kcal	40kcal	20kcal
지질	0.5g	3g	1.5g
포화지방산	0.1g	1.5g	0.75g
콜레스테롤	5mg	1.5g	0.75g
당질	0.5g	5g	2.5g

※ 각 기준값은 식품 100g, 음료 100ml에 대한 것으로, 이 기준값 이하인 경우 강조 표시를 사용할 수 있게 된다.
출처 : 소비자청 홈페이지

'당질'과 '당류' 무엇이 다른가?

위의 강조 표시에서 '당질'이란 탄수화물에서 식이섬유의 양을 뺀 것으로 정의되어 있다. 한편, '당류'는 당알코올을 제외한 단당류와 이당류로 되어 있다.

당질이란?
탄수화물 − 식이섬유 = 당질

당류란?
단당류 (포도당, 과당 등)
이당류 (맥아당, 설탕 등)
단, 당알코올은 제외한다.

당알코올이란?

천연 소재로부터 단맛을 추출한 인공감미료이다. 대표적인 것으로 자일리톨, 소르비톨, 말티톨 등이 있다.

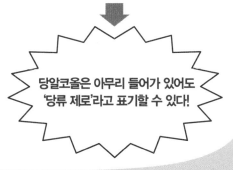

당알코올은 아무리 들어가 있어도 '당류 제로'라고 표기할 수 있다!

'당류 제로'는 '당질 제로'가 아니다?

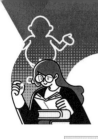

36 '술은 백약의 으뜸'은 거짓말?

일본술 1홉은 거의 밥 1공기 칼로리

중국의 역사서 '한서' 중에 '술은 백약의 으뜸'이라는 속담이 나온다. 술은 긴장을 풀어주며 기분을 고양시켜 주는 것으로, 어떤 약보다도 뛰어난 효능이 있다는 의미의 말이다. 분명히 술을 마시면, 정신적으로 릴렉스할 수 있고, 스트레스 해소에도 도움이 된다. 또한 일시적인 혈액순환 개선에 효과가 있는 것도 확인되어 있다. 그러나 이것은 어디까지나 '적당량'을 마셨을 때의 이야기이다. 원래 술은 비교적 칼로리가 높은 음료로, 예를 들면 일본술이라면 1홉[1](180ml), 캔맥주 500ml 캔 1개가 밥 1공기와 거의 같은 칼로리이다. 술에 따라서는 당질을 매우 많이 포함하고 있는 것도 있기 때문에 기분이 고조되어 과음을 하게 되면, 그것은 체지방이 되어 돌아오는 것이다.

또 다른 하나는 술에는 숨겨진 무서운 일면이 있다. 식욕을 증진시키고, 동시에 지방을 축적하는 성질을 가진 호르몬도 분비시킨다. 또한 알코올이 간에서 분해될 때, 중성지방의 합성이 활발하게 진행된다는 것도 알고 있다. 즉, 마시면 마실수록 체지방이 증가하기 쉬운 몸이 되어 간다는 것이다.

요시다 겐코(吉田 兼好)는 『쓰레즈레구사(徒然草)』 중에서 술에 대해 '백약의 으뜸이라고는 하나, 만병은 술로부터 생긴다'고 기록하고 있다. 만병의 근원이라고까지는 할 수 없지만, 과음은 몸에 독이라는 것이다.

---

1 홉은 부피의 단위로 곡식, 가루, 액체 따위의 부피를 잴 때 쓴다. 1홉은 한 되의 10분의 1로 약 180ml에 해당한다.

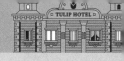

술에 따라 칼로리가 다르다

■ 주요 알코올의 칼로리 일람

술의 종류	수량	칼로리	100ml당
일본술 (본양조주)	1홉 (180ml)	192kcal	107kcal
일본술 (음양주)	1홉 (180ml)	187kcal	104kcal
맥주	350ml	141kcal	40kcal
발포주	350ml	159kcal	45kcal
레드와인	유리컵 1잔 (125ml)	91kcal	73kcal
화이트와인	유리컵 1잔 (125ml)	91kcal	73kcal
로제와인	유리컵 1잔 (125ml)	96kcal	77kcal
소주 (35%)	싱글 (30ml)	59kcal	197kcal
소주 (25%)	싱글 (30ml)	42kcal	142kcal
위스키	싱글 (30ml)	68kcal	226kcal
보드카	싱글 (30ml)	68kcal	228kcal
매실주	싱글 (30ml)	49kcal	162kcal
사오싱주(소흥주)	싱글 (30ml)	38kcal	128kcal

81

알코올에는 살찌게 하는 효과가 있다

알코올 자체의 칼로리보다 무서운 것이 그 부차적인 효과이다. 오른쪽에 나타낸 대로 알코올은 식욕을 증진시키고, 또한 먹은 만큼의 칼로리를 그대로 지방으로 축적하려고 하는 작용이 있다. 84페이지에서도 소개하고 있지만, 함께 먹는 안주로 무엇을 선택하는지도 중요하다.

알코올의 부차적인 효과

식욕을 증진시킨다.

호르몬이 내장지방의 축적을 촉진한다.

음주량에 비례해 중성지방을 합성한다.

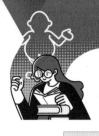

37 다이어트용 술이란?

레드와인은 체지방을 억제하는 효과가 있다

앞 페이지에서는 술의 과음으로 인한 위험을 소개했는데, 적당량이면 음주는 결코 나쁜 것은 아니다. 오히려 술의 종류에 따라서는 다이어트에 도움이 되는 것도 있다. 특히 그 중에서도 최근 몇 년 동안 그 효과가 주목받고 있는 것이 레드와인이다.

레드와인은 알코올 중에서도 칼로리가 낮고, 양조주 중에서는 당질의 함유량도 적은 것이 특징이다. 또한 레드와인에 많이 함유된 식물 성분의 폴리페놀은 내장지방의 축적을 억제하는 효과가 있다는 연구 결과도 많이 보고되어 있다. 술은 좋아하지만 체지방도 신경 쓰이는 분에게는 꿈과 같은 이야기이다.

단, 앞 페이지에서도 소개했듯이 과음은 절대 안 된다. 아무리 폴리페놀이 체지방을 억제한다고 해도 제로가 되는 것은 아니며, 알코올 분해 시에는 음주량에 비례해 중성지방이 합성되기 때문이다. 술을 마시고 싶다면 레드와인, 마셔도 적당량(유리컵 2잔 정도)을 마시도록 유의하자.

또한 폴리페놀은 술 이외의 음식물에서도 섭취할 수 있다. 레드와인의 원료인 포도는 물론이고, 블루베리와 녹차, 커피, 카카오 함유율이 높은 초콜릿 등에도 포함되어 있다. 이러한 식품을 잘 활용하는 것도 권한다.

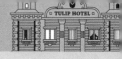

폴리페놀이 내장지방을 억제한다

실험용 쥐를 사용해 폴리페놀의 효과를 조사한 실험에서 고지방식만을 준 쥐와 고지방식에 폴리페놀 성분을 섞어 준 쥐에서 각각의 체중, 내장의 체지방량에 뚜렷한 차이를 보였다. 이 결과로부터 폴리페놀에는 다이어트 효과가 있다고 하는 목소리도 늘고 있다.

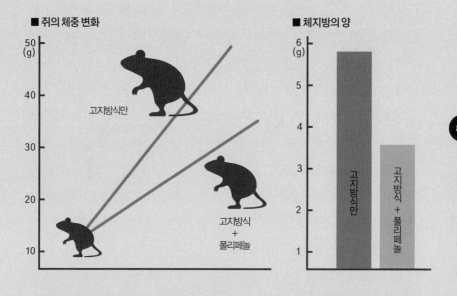

■ 쥐의 체중 변화

고지방식만

고지방식
+
폴리페놀

■ 체지방의 양

고지방식만

고지방식 + 폴리페놀

83

다이어트용 술이란?

폴리페놀은 과일이나 커피에도 있다

폴리페놀은 레드와인에만 포함되어 있는 것은 아니다. 포도나 블루베리 등의 과일을 비롯해 커피, 녹차, 카카오 함유율이 높은 초콜릿 등에서도 섭취할 수 있다. 술이 약한 분은 이러한 음식물을 섭취하도록 하면 좋다.

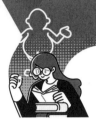

38 술을 마셔도 절대로 살찌지 않는 똑똑한 음주법, 식사법

술자리에서도 해이해지지 않는다

다이어트 중이라도 갑자기 술자리에 초대되는 경우가 있으며, 허물없이 지내는 동료들과 가끔은 술을 마시고 싶은 경우도 있을 것이다. 그럴 때에도 사실은 살찌지 않는 음주법, 식사법이 있다.

술자리에서 무엇보다 두려운 것은 알코올의 양이 아니다. 술에 취해서 마음이 해이해져 버리는 것이다. 다이어트 중에는 먹고 싶은 것도 만족스럽게 먹지 못하고, 어떤 의미에서 금욕적인 생활을 강요받게 된다. 그러한 상태에서 알코올이 들어가 기분이 고취되면 단번에 이성의 끈을 놓게 되고 그때까지 참아 온 반동으로 폭음·폭식을 해 버리는 경우도 있다. 당연히 지금까지의 노력은 물거품이 되고 만다. 그렇게 되지 않기 위해서라도 술자리에서는 평소보다 더 바짝 고삐를 죄자.

또한 술모임에서 살찌지 않기 위해서는 메뉴 선택도 중요하다. 기본은 튀김이나 기름진 것을 주문하지 말아야 한다. 누군가가 주문해도 자신의 자리에서 멀리 둔다. 주스를 섞은 술도 안 된다. 공기밥이나 디저트도 금한다. 그 외에 술집의 대표적인 메뉴인 닭구이나 생선구이, 생선회 등은 먹어도 문제없으므로 실제로 해 보면 그다지 힘들지 않을 것이다. 평소보다 조금만 더 신경을 쓰면 술모임에서 살찌는 것은 피할 수 있다.

살찌지 않기 위한 메뉴 선택

① 우선은 완두콩, 냉두부로 과식을 방지한다.

우선은 냉두부와 완두콩, 생양배추 등의 가벼운 안주로 배를 채우고, 알코올의 식욕 증진으로 인한 과식을 방지하도록 하자.

② 술은 와인이나 소주로 하고, '우선 맥주'는 NG!

맥주는 알코올 도수는 낮지만, 당질은 높다. 와인이나 소주를 추천한다. 섞어 마신다면 주스 대신에 물이나 차를 마신다.

③ 튀김보다 구이, 육류보다 생선을 먹는다.

닭튀김이나 감자튀김 등의 튀김은 피하고, 닭구이나 오징어구이 등 구이, 생선회 등으로 바꾸면 지방도 적고 건강에도 좋다.

④ 공기밥, 면류, 과일은 금물!

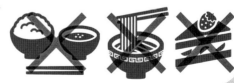

술을 마신 후에는 가벼운 식사나 디저트가 먹고 싶어진다. 술의 힘으로 마음도 해이해지기 쉽지만, 오늘의 술을 지방으로 바꾸고 싶지 않다면 참는 것이 좋다.

술을 마셔도 절대로 살찌지 않는 똑똑한 반주법, 식사법

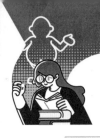

39 내장지방이 잘 생기지 않게 하는 등푸른 생선이 가진 놀라운 힘

등푸른 생선은 체지방을 억제하는 천재

고등어나 정어리와 같이 등의 색깔이 푸른 생선, 이른바 등푸른 생선에 포함된 성분인 DHA(도코사헥사엔산)를 섭취하면 머리가 좋아 진다고 해서 주목받은 적이 있었다. 이러한 DHA이지만, 최근에는 같은 등 푸른 생선이 가진 성분인 EPA(에이코사펜타엔산)와 함께 체지방의 증가를 억 제하는 효과가 있다고 해서 다시 큰 주목을 받고 있다.

DHA와 EPA는 모두 등푸른 생선에 풍부하게 들어 있는 불포화지방산의 일종이다. 섭취하면 체내에 쌓인 중성지방을 감소시키고, 또한 내장지방을 잘 붙지 않게 하는 효과도 있다고 알려져 있다. 그 밖에도 동맥경화로 인해 발생하는 심장병이나 뇌졸중, 또한 당뇨병이나 암, 인지증 예방에도 도움이 된다는 보고도 있다고 한다. 이렇게 좋은 것이 가득한 DHA와 EPA이지만, 그 효과를 얻기 위해서는 하루에 총 1000mg을 기준으로 섭취하는 것이 권 장되고 있다.

오른쪽 페이지의 그래프는 날생선 100g에 포함된 DHA와 EPA의 총량 을 나타낸 것이다. 1일 1식, 이들 생선을 메뉴에 추가하는 것만으로도 다이 어트에 충분한 양의 DHA와 EPA를 섭취할 수 있는 것이다. 최근에는 슈퍼 마켓이나 편의점에서도 조리된 생선을 구입할 수 있으므로 조리나 뒤처리가 귀찮은 분도 자주 등푸른 생선을 먹도록 하자.

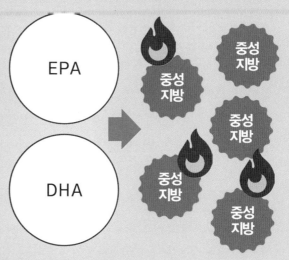

EPA, DHA가 중성지방을 줄인다

불포화지방산인 EPA와 DHA에는 각각 체내의 중성지방을 감소시키고, 내장지방을 잘 붙지 않게 하는 기능이 있다. 또한 혈관 내의 중성지방을 분해해 혈액 덩어리가 생기지 않게 하거나, 나쁜 콜레스테롤을 줄이거나 하는 효과도 있기 때문에 많은 성인병의 원인인 동맥경화의 예방도 된다.

EPA

DHA

중성지방

중성지방

중성지방

중성지방

중성지방

■EPA, DHA를 많이 함유하고 있는 생선

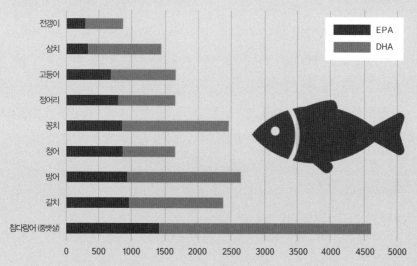

EPA
DHA

전갱이
삼치
고등어
정어리
꽁치
청어
방어
갈치
침다랑어 (중뱃살)

0　500　1000　1500　2000　2500　3000　3500　4000　4500　5000

※ 데이터는 가식부 100g당 EPA, DHA 함유량
출처 : 문부과학성 '일본 식품 성분표 2015년판(7회째 개정)' 지방산 성분표 편에서

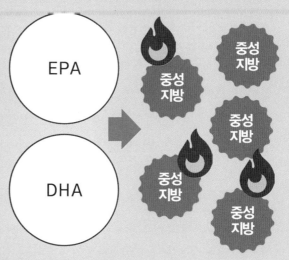TULIP HOTEL

87

내장지방이 잘 생기지 않게 하는 등푸른 생선이 가진 놀라운 힘

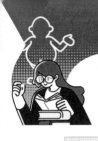

40 해조류가 일본인의 살찌기 쉬운 체질을 구제해준다

일본인은 유전적으로 해조류를 분해할 수 있다

　　　　내장지방의 증가를 방지하는 음식으로 해조류도 그 하나로 들 수 있다. 해조류는 식이섬유가 풍부하게 들어 있고, 칼로리도 낮아 건강한 음식이다. 게다가 그 식이섬유는 수용성 식이섬유로, 위장에서 머무는 시간이 길고 속이 든든하다는 장점도 겸비하고 있다.

　이러한 해조류는 소화가 잘되지 않고 먹어도 그대로 배출되는 것이라고 지금까지는 믿고 있었다. 그런데 2010년 영국 과학잡지『Nature』에 '일본인은 해조류를 분해할 수 있는 효소를 가지고 있다'고 하는 논문이 발표돼 화제가 된 것이다. 이 논문에 따르면 일본인 13명과 미국인 18명의 장내 세균을 조사한 결과, 해조류를 분해할 수 있는 효소가 일본인 5명에서 발견됐으며, 미국인에서는 전혀 발견되지 않았다는 것이다. 일본인이 옛날부터 해조류를 먹는 습관이 있었던 것이 요인으로도 생각되고 있다.

　어쨌든 해조류를 분해할 수 있는 장내 세균이 유전적으로 전해진다는 것은 내장지방이 붙기 쉬운 일본인에게는 희소식이다. 해조류를 분해하면 분해 과정에서 단쇄지방산이 발생하고, 이것이 중성지방의 흡수를 억제하거나 에너지 소비를 높이거나 한다는 것이 동물실험으로 확인되어 있다. 미역이 들어간 된장국, 김, 해조류 샐러드 등 해조류가 들어간 음식을 의식적으로 섭취하면 비만을 억제할 수 있을 것이다.

일본인은 해조류를 분해하는 장내 세균을 가지고 있다

미국인　　　　**일본인**

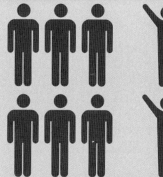
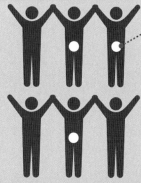

해조류를 먹는 미생물이
일본인의 장내에서
확인된다.

일본인은 해조류를
분해할 수 있다.

영국 과학잡지 『Nature』에 발표된 논문에 의하면, 일본인과 미국인의 장내 세균을 조사한 결과, 해조류를 분해할 수 있는 미생물이 일본인에서만 발견되었다. 일본인은 유전적으로 해조류를 분해할 수 있는 것은 아닌가 생각되고 있다.

해조류를 먹으면 내장지방의 증가를 억제할 수 있다

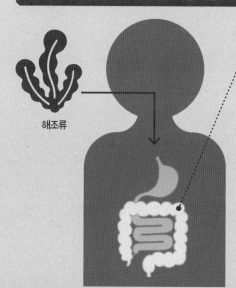

해조류

장내 세균이 해조류를 분해

단쇄지방산 이 발생

중성지방의 흡수를 억제한다.
에너지 소비를 높인다.

해조류를 분해하면 단쇄지방산이라는 물질이 발생한다. 이것은 중성지방의 흡수를 억제하거나 에너지 소비를 높이는 효과가 확인되어 있다.

해조류가 일본인의 살찌기 쉬운 체질을 구제해준다

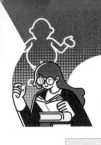

41 비만을 방지하는 언두부의 힘

건강을 위해 권장하는 슈퍼푸드

　　　　내장지방을 잘 붙지 않게 하는 음식으로 가장 권장하고 싶은 것이 언두부이다. 언두부는 두부를 냉동해 저온 숙성한 후, 해동해 건조시킨 보존 식품이다.

　언두부가 좋은 것은 영양 성분이 꽉 응축되어 있다는 것이다. 원료는 보통 두부이지만, 숙성·건조시킴으로써 영양가가 크게 높아진다. 다음 페이지에 언두부와 일반 두부의 영양 비교를 나타냈는데, 같은 크기로 비교하면 언두부는 단백질과 지질이 풍부한 것을 알 수 있을 것이다. 언두부는 그만큼 영양이 우수한 식품이다. '지질이 많은 것은 나쁘지 않을까?'라고 생각하는 분도 있을지 모르지만, 안심해도 된다. 약 80%는 혈관을 건강하게 유지시켜 주는 불포화지방산이다.

　한편, 당질(탄수화물에서 식이섬유를 제외한 것)의 양이 적은 것도 큰 특징이다. 다음 페이지에 나타낸 당질량의 비교를 보면, 언두부는 밥이나 면류 등과 비교해 압도적으로 당질이 적은 것을 알 수 있다고 생각한다. 언두부를 주식으로 먹으면, 매우 건강한 식사가 되는 것이다. 표에 나타낸 '언두부 3개'의 양은 밥 대신에 먹어도 될 정도로 든든하고 포만감이 있다. 저당질이면서 포만감도 충분히 얻을 수 있는 것이 언두부의 매력이다.

언두부는 영양의 보고

■ 언두부와 일반 두부의 영양 비교

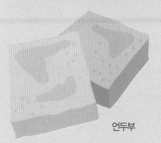

언두부

영양소	언두부 (1개 16.5g)	일반 두부 (왼쪽과 동일 사이즈)
에너지 (kcal)	88.4	59.4
단백질 (g)	8.3	5.4
지질 (g)	5.6	3.5
탄수화물 (g)	0.7	1.3
식이섬유 (g)	0.4	0.3
칼륨 (mg)	5.6	115.5
칼슘 (mg)	10.4	71
마그네슘 (mg)	23.1	107.3
인 (mg)	135.3	90.8
철 (mg)	1.24	0.74
아연 (mg)	0.86	0.5

같은 콩 제품인 일반 두부보다 영양이 응축되어 있다!

언두부는 저온 숙성·건조에 의해 영양이 응축된 식품으로, 같은 크기의 일반 두부와 비교하면 단백질과 지질이 특히 우수하다.

저당질이면서 포만감이 있다

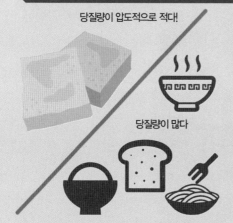

당질량이 압도적으로 적다!

당질량이 많다

■ 주요 주식과의 당질량 비교

식품	당질량 (g)
언두부 (3개 약 50g)	0.9
우동 (1인분)	51.6
메밀국수 (1인분)	59.4
라면 (1인분)	69.0
파스타 (1인분)	75.0
식빵 (반절)	88.8
쌀밥 (공기밥 가득 1공기)	91.2

언두부와 주식류의 당질량을 대략 1인분의 양으로 비교하면, 언두부는 빼어나게 저당질이며, 그러면서도 든든하고 포만감도 있다.

※ 문부과학성 '일본 식품 표준 성분표(7회째 개정)'에서 발췌. 식사로서 대략 동량이 되도록 환산. 당질량은 '탄수화물−식이섬유'로 산출

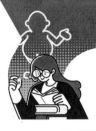

42 언두부에는 내장지방을 줄이는 효과도 있다

먹는 것 자체가 다이어트

언두부의 좋은 점은 영양이 많이 포함되어 있는 것만이 아니다. 언두부에는 내장지방을 연소하거나 중성지방을 억제하는 효과도 있다.

언두부에는 콩단백질의 하나인 'β 콘글리시닌'이라는 성분이 포함되어 있는데, 이것에는 내장지방을 연소시켜 혈액 중의 중성지방을 저하시키는 효과가 있다는 것이 확인되고 있다. 내장지방이 감소하면 지방세포에서 분비되는 유익 물질인 아디포넥틴이 증가하고, 내장지방이 잘 연소되는 선순환이 생기는 것이다.

또한 이것도 콩단백질의 하나인데, '레지스턴트 단백'이라는 성분이 언두부에 풍부하게 들어 있다. 레지스턴트 단백이란 소화·흡수되기 어려운 단백질로, 간에서 중성지방의 합성을 억제해 혈액 중의 중성지방 상승을 억제하는 작용이 있다.

동물실험에서는 혈액 중의 콜레스테롤이 낮아지고, 콜레스테롤 대사가 활성화됐다는 보고도 있을 정도이다. 중성지방과 콜레스테롤 모두를 억제한다고 해서 주목받고 있다.

이상과 같이 언두부는 먹는 것 자체가 비만 해소로 이어진다. 영양이 풍부하고 당질이 적으며, 살 빠지는 효과도 있으므로 슈퍼 다이어트 식품이라고 해도 좋을 것이다.

β 콘글리시닌이 내장지방을 연소시킨다

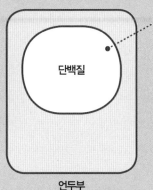

단백질

언두부

β 콘글리시닌

콩에 포함되어 있는 단백질의 하나

· 혈중의 중성지방을 감소시킨다.
· 내장지방을 감소시킨다.

이러한 효과가
확인되어 있다.

비만 해소로!

언두부가 가지고 있는 단백질에는 β 콘글리시닌이라는 성분이 포함되어 있다. β 콘글리시닌에는 내장지방을 연소시키거나 혈액 중의 중성지방을 저하시키는 효과가 있다. 언두부를 먹는 것 자체가 비만 해소의 효과를 가지고 있는 것이다.

레지스턴트 단백이 중성지방을 억제

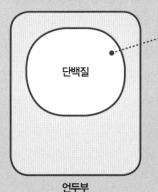

단백질

언두부

레지스턴트 단백

콩에 포함되어 있는 단백질의 하나

· 소화 흡수되기 어렵다.
· 간에서 중성지방 합성을 억제한다.
· 장에서 지방 흡수를 억제한다.
· 혈중의 콜레스테롤을 감소시킨다.

건강에도 다이어트에도
효과적!

언두부의 단백질에는 레지스턴트 단백도 포함되어 있다. 혈액 중의 중성지방을 저하시키고, 장의 지방 흡수를 억제하는 효과도 있다.

언두부에는 내장지방을 줄이는 효과도 있다

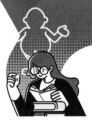

43 죽으로 위를 디톡스해 대사 향상

장내 환경은 다이어트를 좌우한다

다이어트 식품으로 또 하나 권하고 싶은 것이 죽이다. 죽은 소화·흡수되기 쉬운 음식으로, 위나 장에 부담이 적은 것이 큰 특징이다. 또한 장에 머무는 시간이 짧고, 풍부한 수분으로 장내를 깨끗하게 씻어주는 효과도 있다. 장내는 여러 가지 것을 먹으면 그만큼 먹다 남은 찌꺼기(음식 찌꺼기)가 증가해 오염되어 간다. 장내 환경이 악화되면 대사가 나빠지기 때문에 장내를 깨끗하게 하는 편이 내장지방을 더 쉽게 없앨 수 있다.

그렇다고 해도 '죽만으로는 영양이 부족하지 않을까?'라고 의문을 갖게 될지도 모른다. 그러나 죽에 고기나 생선을 넣으면 최소한의 영양은 섭취할 수 있으며, 인간의 몸은 단기간이라면 영양이 조금 모자라도 문제는 없다. 그 동안에 장내를 디톡스해 다이어트하기 쉬운 몸을 만드는 것이다. 단, 2주 정도 지나면 몸이 에너지 부족을 느껴, 유지에 들어가기 때문에 반대로 살이 잘 빠지지 않게 되므로 어디까지나 단기간만으로 생각하기 바란다.

식후에 혈당치가 안정되는 딱 3시간 정도 후가 식사 간격의 기준이다. 자주 죽을 먹어 혈당치를 가급적 안정시키면 공복감도 오지 않는다. 물론 죽이기 때문에 당질이나 칼로리도 적고, 속이 더부룩하지도 않다. 단기간만이라도 계속하면 대사가 좋은 몸이 되기 쉽다.

죽의 특징과 그 장점

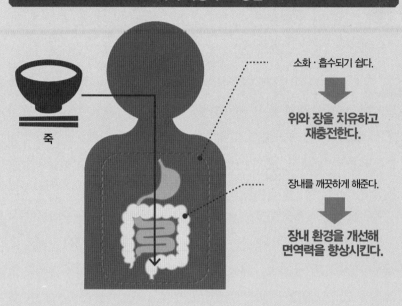

죽

소화 · 흡수되기 쉽다.

↓

위와 장을 치유하고
재충전한다.

장내를 깨끗하게 해준다.

↓

장내 환경을 개선해
면역력을 향상시킨다.

죽으로 위를 디톡스해 대사 향상

밥보다 당질도 칼로리도 적다

죽은 밥을 수분으로 몇 배나 늘린 것이다. 그렇기 때문에 같은 밥공기 1그릇이라도 밥보다 당질도 칼로리도 낮아진다. 소화 · 흡수가 좋기 때문에 위와 장에 부담도 적다.

건더기로 배합을 바꿀 수 있다

고기나 생선을 죽에 넣어 건더기로 하고, 근육이 감소되지 않도록 최소한의 영양을 이것으로 섭취한다. 소화 · 흡수가 나빠지지 않도록 잘게 잘라서 넣는 것이 중요하다.

장내 환경도 대사도 좋아진다

죽은 위나 장에 머무는 시간이 짧고, 수분으로 장을 깨끗하게 씻어 준다. 장내 환경이 좋아지면 대사도 좋아지고, 내장지방을 없애기 쉬운 몸이 된다.

자주 먹으면 공복감이 없다

3시간 간격 정도로 먹으면 혈당치의 변동이 적어 공복감도 없다. 자주 먹으면 몸이 에너지를 저장하려고 하지 않아 살이 잘 찌지 않게 된다.

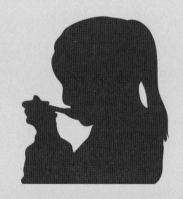

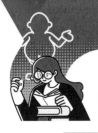

44 저탄수화물 다이어트는 정말로 괜찮을까?

탄수화물의 과다 섭취는 확실히 문제

　　내장지방을 줄이거나 혹은 몸에 잘 붙지 않게 하는 방법으로 탄수화물을 제한하는 '저탄수화물 다이어트'가 화제가 됐다. 밥이나 빵 등의 주식은 피하고, 그 대신에 단백질과 지질을 많이 섭취하는 식사법이다. 살을 빼기 위해서만이 아니라 평상시에도 지속할 수 있는 건강법으로도 주목받았다. 그렇게까지 엄격하게 하지 않더라도 밥을 줄이거나 면류를 반 사이즈로 먹는 등의 방법으로 실천하고 있는 사람도 많을 것으로 생각한다.

　실제로 탄수화물을 줄이는 다이어트가 효과적이라는 것은 전 세계의 의학잡지에 발표되어 있으며, 탄수화물을 과다 섭취하지 않도록 하는 것은 중요하다. 단, 탄수화물은 살아가는 데 없어서는 안 되는 에너지이며, 탄수화물을 극단적으로 줄이면 몸이 위기를 느껴 에너지를 체지방으로 저장하기 쉽게 된다.

　또한 탄수화물을 줄이면 육류 등의 단백질을 늘리게 되는데, 육류를 많이 섭취하는 유럽이나 미국식 식사는 대장암의 위험이 높은 것으로 알려져 있다. 결국, 탄수화물의 과다 섭취도 육류의 과다 섭취도 위험이 있는 것이다.

　그렇지만 오늘날에는 라면＋볶음밥＋만두와 같이 지나치게 탄수화물이 많은 식사가 많아짐에 따라 쉽게 탄수화물을 과다 섭취하게 된다. '탄수화물을 제한한다' 정도의 느낌이 딱 좋을지 모른다.

저탄수화물 다이어트와 그 효과

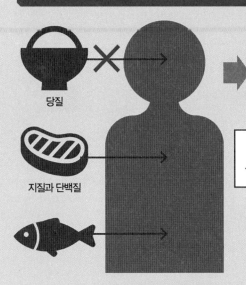

당질

지질과 단백질

- 혈당 컨트롤이 개선
- 혈중의 중성지방이 저하
- 콜레스테롤 수치가 개선
- 지방의 연소 효과가 상승

당뇨병인 사람이나 높은 BMI의 사람에게는 유의미한 효과가 있다.

97

당질을 피하는 저탄수화물 다이어트가 효과적인 것은 확실하다. BMI가 높은 사람 등은 탄수화물을 다소 제한해 내장 지방을 줄이는 것이 좋다.

저탄수화물의 생활을 계속하면……

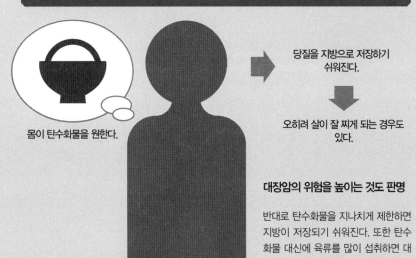

몸이 탄수화물을 원한다.

당질을 지방으로 저장하기 쉬워진다.

오히려 살이 잘 찌게 되는 경우도 있다.

대장암의 위험을 높이는 것도 판명

반대로 탄수화물을 지나치게 제한하면 지방이 저장되기 쉬워진다. 또한 탄수화물 대신에 육류를 많이 섭취하면 대장암의 위험이 높아진다.

저탄수화물 다이어트는 정말로 괜찮을까?

3장 │ 체크 포인트

60 ~ 61 Page
단지 먹는 것이 아니라
체지방을 줄이는 식사법을 한다.

62 ~ 63 Page
중요한 것은 '먹는 순서'보다
'무엇을 먹는지'이다.

74 ~ 77 Page
식재료 선택, 요리 방식으로
지방을 컨트롤한다.

80 ~ 85 Page
술을 좋아하거나, 술모임을 좋아해도
다이어트는 가능하다.

90 ~ 93 Page
다이어트의 최강 식재료
언두부를 똑똑하게 먹는다.

식재료의 선택법, 조리 방식 등을 조금만 바꾸면 지방 섭취량을 줄이고, 몸에 지방이 잘 붙지 않게 할 수 있다. 식사는 매일하는 것으로 하고, 매끼마다의 작은 노력은 다이어트를 성공으로 이끌어줄 것이다.

제 **4** 장

지방을 없애기 위한 테크닉

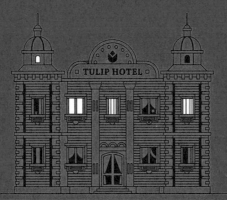

TULIP HOTEL

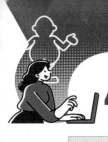

45 30분의 산책으로도 GOOD!
운동 습관으로 체지방을 태운다

운동으로 건강하게 다이어트

몸에 붙은 지방을 없애기 위해서는 식사를 제한하는 것 뿐만 아니라, 체지방을 연소시키는 운동도 필요하다.

한마디로 운동이라고 해도 내용이나 강도는 사람마다 다르다. 그 사람의 운동 습관과 체력, 운동하는 시간을 얼마나 확보할 수 있는지에 따라서도 달라진다. 그러나 중요한 것은 내용보다도 우선은 '몸을 움직이는 것'이다. 정기적으로 몸을 움직이는 습관을 몸에 익히면 몸에 여러 가지 좋은 일이 생긴다.

비록 30분의 산책이라도 그것을 계속하면, 오른쪽 페이지에 있는 것과 같은 여러 가지 변화가 몸에 일어나기 시작한다. 그 중에서도 특히 주목하고 싶은 것이 운동 습관에 의해 '살이 잘 찌지 않는 몸이 된다'고 하는 것이다. 이것은 섭취한 영양소를 부지런히 지방으로 바꾸어 가는 효소가 운동에 의해 그 기능이 약해지기 때문이다. 운동을 정기적으로 계속함으로써 지방의 합성은 더욱 둔해지고 몸은 살이 잘 찌지 않는 상태로 변화해 간다. 또한 운동을 계속해 근육이 붙으면, 기초대사도 향상된다. 따라서 몸이 하루에 필요로 하는 총 칼로리가 증가해 식사 등으로 섭취한 에너지를 보다 효과적으로 사용할 수 있게 된다.

효과를 실감할 수 있게 되려면 시간이 좀 걸리지만, 계속하면 반드시 체지방은 줄게 된다.

계속적인 운동으로 다이어트를 성공으로!

① 체지방을 효율적으로 연소한다.

운동하는 것으로 몸에 쌓인 체지방을 에너지로 바꾸어 효율적으로 소비할 수 있다. 정기적으로 운동할 수 있으면 기초대사도 향상되고, 먹어도 지방이 잘 붙지 않는 몸이 된다.

② 인슐린의 작용을 개선한다.

운동 부족으로 인슐린의 기능이 저하되면 혈당치가 상승한다. 그러면 인슐린의 분비량이 증가해 지방의 분해를 억제한다. 정기적인 운동 습관이 이 상태를 개선하는 것이다.

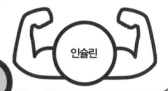

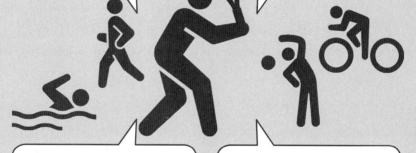

③ 근육을 붙여 기초대사를 향상시킨다.

운동으로 근육을 붙이면 기초대사가 향상되고, 일상생활에서도 에너지를 소비하기 쉬워 지방이 잘 붙지 않는 몸이 된다. 무리한 식사 제한도 필요 없다.

대사 UP

④ 살이 잘 찌지 않는 몸을 만든다.

정기적으로 몸을 움직이면, 지방의 합성을 촉진하는 효소의 작용이 저하된다. 지방이 잘 축적되지 않는 상태가 되고, 이미 축적된 지방도 서서히 줄여 갈 수 있다.

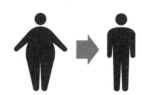

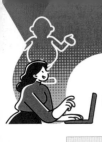

46 매일 하고 있는 동작을 '운동'으로 하는 방법

'~하는 김에 운동', '~하면서 운동'을 권장

사회인이 되면 학생 때처럼 정기적으로 운동할 기회가 적어지기 때문에 많은 사람들이 만성적인 운동 부족이 되기 쉽다. 그러한 상태가 오래 계속되면 체력도 근력도 떨어지고, 대신에 체지방만 늘어나게 되는 것은 당연하다. 마음먹고 운동을 시작해 보아도 곧 지쳐버리거나, 근육통이 생기거나 해서 오래 가지 못하는 것도 어쩔 수 없다. 하지만 거기서 포기해 버리는 것도 안타깝다. 본격적인 운동을 시작하기 전에 일상적인 행동, 동작 중에 약간 더 많이 몸을 움직이는 요소를 넣어 기초적인 체력, 근력을 붙이는 것부터 시작해 보자.

실제로 하는 것은 매우 간단하다. 예를 들면 매일의 출퇴근이나 업무 중의 이동은 짧은 거리라면 교통수단을 이용하지 말고 가급적 걷는다. 엘리베이터와 에스컬레이터는 사용하지 말고 계단을 이용하는 것도 좋은 운동이 된다. 또한 인터넷 쇼핑으로 끝내는 쇼핑도 주말이나 귀가 도중에 직접 사러 가면, 그만큼 많이 걸을 수 있다. 이와 같이 평소보다 더 많이 몸을 움직이는 것만으로도 운동 부족의 몸에 충분한 자극이 된다.

좀 더 친숙하게는 양치질이나 요리를 하면서 발끝 세우기 운동을 하거나, TV를 보면서 스트레칭 등을 하는 것도 효과적이다. 중요한 것은 '운동할거야!'라고 단단히 마음먹지 않아도 된다. 이동하는 김에, 집안일을 하면서 하는 것도 괜찮다.

조금만 생각을 바꾸면 훌륭한 운동으로

짧은 거리의 이동은 교통수단을 이용하시 말고 노보로!

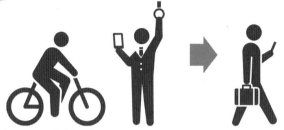

걸어도 30분이 걸리지 않을 정도의 거리라면, 가급적 교통수단을 이용하지 말고 걸으면 좋다. 장거리 이동을 전철이나 버스 대신에 자전거를 사용하는 것도 좋다.

무리하지 않는 범위에서 계단을 이용!

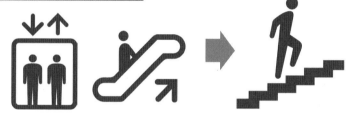

무심코 의존하게 되는 엘리베이터와 에스컬레이터를 사용하지 말고, 계단을 이용하는 것도 좋은 운동이 된다. 그러나 무릎 통증 등을 느끼면 무리는 금물이다.

이러한 상황 속에 '~하면서 운동'을!

양치질 중에 발끝 세우기 운동, TV를 보면서 스트레칭이나 덤벨 운동. 청소를 하면서 팔뚝 운동 등 일상의 여러 상황 속에 약간의 운동을 포함시킬 수 있다.

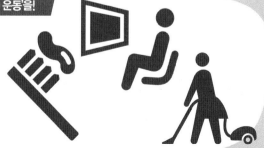

매일 하고 있는 운동을 건강으로 하는 방법

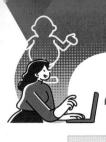

47 지방을 계속 태운다! 근육을 단련해 기초대사를 향상

근육이 없는 사람일수록 살찌기 쉽다

20페이지에서도 소개한 기초대사는 인간이 안정된 상태에서 그 생명 활동을 지속해 가기 위해 필요한 최저한도의 에너지이다. 30~40대의 남성은 평균 1500kcal, 여성은 약 1100kcal라고 알려져 있으며, 이것은 같은 연령대의 사람들이 하루에 소비하는 평균적인 에너지량의 60~70%나 된다. 운동 중이 아니라, 안정되어 있는 상태에서 이 정도의 에너지를 사용하는 것은 놀랍다.

기초대사는 '젊음의 기준'이라고도 한다. 젊은 사람일수록 기초대사가 높아 그냥 자고만 있어도 계속 에너지를 소비하지만, 나이가 듦에 따라 대사가 저하되기 때문에 젊었을 때와 동일한 식생활을 계속하면 체지방이 증가하게 되는 것은 당연하다. 그렇다면 중년을 넘긴 사람은 소박하게 먹어야만 하는가? 그렇지는 않다. 기초대사는 근육을 단련하면 향상시킬 수 있다.

우리의 몸은 근육의 수축에 의해 몸을 움직이고, 자세를 지지하고 있다. 이 근육 자체가 굵고 커지면 그만큼 많은 에너지가 필요해지고 대사도 향상된다는 것이다. 반대로 말하면, 근육량이 적은 사람일수록 기초대사가 낮아 살찌기 쉽다는 것이다. 다이어트를 보다 효과적으로 하기 위해서도 나이에 맞는 근력을 단단하게 붙여 기초대사를 향상시키자.

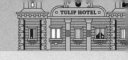

기초대사는 사람이 살아가기 위한 에너지

기초대사란 인간이 그 생명 활동을 유지하기 위해 필요한 최소한의 에너지를 말한다. 하루에 소비하는 에너지의 60~70%를 차지하는 것으로 알려져 있으며, 수면 중이나 누워 있는 상태에서도 자세를 유지하고 내장을 움직여 에너지를 소비해 간다. 기초대사량은 이하의 계산식으로 구할 수 있다.

무엇을 하고 있을 때에나
(특별히 아무 것도 하고 있지 않아도)
항상 소비하는 에너지

||

그것이
기초대사

105

기초대사량 구하는 법

남성
66 + 13.7 × 체중(kg) + 5.0 × 신장(cm) − 6.8 × 나이 = 기초대사량

여성
66 + 9.6 × 체중(kg) + 1.7 × 신장(cm) − 7.0 × 나이 = 기초대사량

예) 30세 남성　신장 175cm, 체중 70kg의 경우 계산식은
66 + (13.7×70) + (5.0×175) − (6.8×30) = 1696kcal가 된다.

식사 제한만으로 다이어트가 성공하지 못하는 이유

식사를 제한하는 다이어트는 기초대사와 함께 식사유도성 대사가 저하되기 쉽다. 운동을 병행해 근육을 단련하면 대사를 높일 수 있어 에너지 소비 효율을 올리고, 다이어트를 보다 효율적으로 할 수 있다.

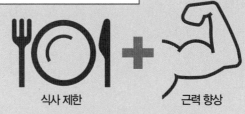

식사 제한　　　　근력 향상

→ 다이어트를 보다 효과적으로

지방을 계속 태운다! 근육을 단련해 기초대사를 향상

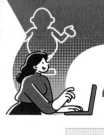

48 숨이 가쁠 정도의 운동으로 체지방을 더 없앤다!

매일 30분의 산책을 목표로

　　　　일상적인 동작 중에 '조금 운동' 같은 움직임을 더해 체력을 붙이자고 하는 이야기는 이미 102페이지에서 소개했다. 이것을 1개월 정도 계속했다면, 이제 슬슬 다음 단계로 진행해도 좋을 때이다.

　새로운 단계에서는 지금까지 해온 '~하는 김에 운동', '~하면서 운동'과는 별도로 운동을 위한 시간을 확보해 아주 가벼운 내용의 운동을 더해 보도록 하자. 운동의 내용과 강도, 얼마나 자주 할 것인가는 자신의 체력, 컨디션에 맞춰가면서 해도 된다. 1일 운동량이 총 1시간을 넘는다면 그날은 무리를 할 필요는 없다. 반대로 30분에도 못 미친 경우에는 산책이나 전신 스트레칭으로 가볍게 몸을 움직여 두자. 기준 시간은 30분. 가볍게 숨이 가쁘고, 땀이 배일 정도의 운동 강도가 이상적이다. 일찍 일어나는 사람은 맨손체조도 추천한다. 적당한 운동량으로 전신을 빠짐없이 움직이는, 이른바 동적 스트레칭으로 자고 일어나 굳은 근육을 풀어 준다.

　처음에는 주 1~2일이라도 상관없다. 운동에 몸이 익숙해지면 서서히 속도가 향상되고, 최종적으로는 1일 30분, 주 5일을 습관화할 수 있도록 노력하자. 그렇게 될 쯤에는 체지방도 서서히 줄어들고, 체력이 붙었다고 실감할 수 있을 것이다.

우선은 자신의 운동량을 알자

10분

15분

30분

60분

107

평소 전혀 운동을 하지 않는 사람은……

우선은 몸을 움직이는 습관을 몸에 익힌다. 30분 정도의 산책이나 입욕 전의 전신 스트레칭, 아침에 일찍 일어나는 사람은 맨손체조도 추천한다.

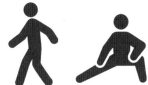

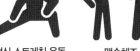

30분 정도의 산책   전신 스트레칭 운동   맨손체조

운동 습관이 가져오는 세 가지 좋은 점

1일 30분, 주 5일의 운동 습관을 몸에 익히면, 체지방이 감소할 뿐만 아니라 체력 향상과 스트레스 해소도 동시에 가능하다. 가볍게 땀을 흘리는 정도의 운동으로 충분하며, 습관을 붙이는 것이 중요하다.

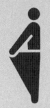

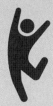

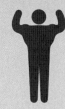

체지방 감소   스트레스 해소   체력 증강

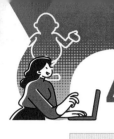

49 단 5분만이라도 괜찮다
운동은 합계 시간이 중요!

중요한 것은 총 운동량

　　　　　평일은 직장이나 집안일이 바빠서 좀처럼 제대로 된 시간을 만들 수 없다는 분도 많을 것으로 생각한다. 그러면 그 짧은 시간에 조금씩 나눠서 운동을 하면 다이어트 효과가 있을까?

　유산소 운동으로 체지방이 분해, 소비되는 것은 일반적으로는 운동을 시작한지 15~20분 후부터라고 알려져 있다. 이것은 운동에 의해 단숨에 에너지 소비량이 증가하면, 보다 에너지 효율이 좋은 글리코겐이 우선적으로 사용되기 때문이다. 지방이 본격적으로 소비되는 것은 글리코겐이 바닥이 나는 15~20분 후부터라는 것이다. 그렇게 되면 5~10분 정도의 짧은 시간의 운동으로는 지방을 줄이는 효과는 기대할 수 없을 것 같지만, 그렇지는 않다.

　운동 중에는 에너지원으로 글리코겐이 우선적으로 사용되지만, 어디까지나 '우선적'이며, 지방이 전혀 사용되지 않는 것은 아니다. 글리코겐과 동시에 지방도 소비되고 있으며, 그 비율은 글리코겐의 나머지가 적어짐에 따라 역전되어 간다. 즉, 1회 운동 시간이 짧아도 지방은 꾸준히 소비되고 있는 것이다. 또한 유산소 운동은 한 번에 오랜 시간 운동해도, 몇 번으로 나눠 운동해도 총 운동 시간과 강도가 동일하면 칼로리 소비도 거의 동일하다. 비록 조금씩 나눠서 운동해도 결과적으로 중요한 것은 합계 시간이라는 것이다.

운동 중에는 글리코겐이 우선

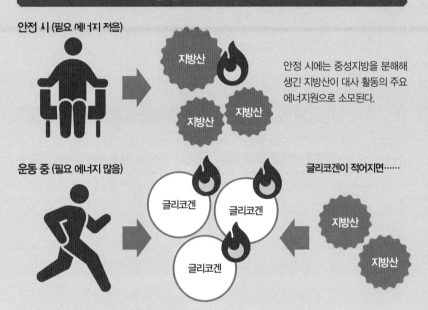

안정 시 (필요 에너지 적음)

지방산
지방산
지방산

안정 시에는 중성지방을 분해해 생긴 지방산이 대사 활동의 주요 에너지원으로 소모된다.

운동 중 (필요 에너지 많음)

글리코겐이 적어지면……

글리코겐
글리코겐
글리코겐

지방산
지방산

급격하게 에너지량이 증가하는 운동 시에는 보다 에너지 효율이 좋은 글리코겐이 우선된다. 글리코겐이 적어지면 대신에 지방산이 소비된다.

단 5분밖에라도 괜찮다! 운동은 틈틈이 시간이 중요!

지방 연소는 운동 시작에서 20분 후부터?

운동 중에는 글리코겐의 소모가 우선되기 때문에 '지방이 연소되는 것은 운동 시작 20분 후부터'라는 이야기를 자주 듣는데, 이것은 어디까지나 기준이다. 또한 글리코겐의 소비가 '우선'되는 것뿐으로, 그 동안 지방을 전혀 소비하지 않는 것은 아니다. 계속 운동을 해도, 조금씩 나눠서 운동을 해도 운동 강도와 총 시간이 같으면 지방 자체의 소비량에 큰 차이는 없다.

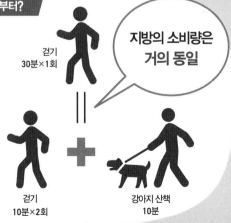

걷기
30분×1회

지방의 소비량은 거의 동일

=

걷기
10분×2회

+

강아지 산책
10분

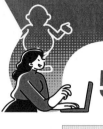

50 걷기도 OK! 가볍게 할 수 있는 운동을 선택한다

가볍게 지속하기 쉬운 것을 선택한다

비록 조금씩 나눠서라도 유산소 운동을 정기적으로 지속하면, 몸에 쌓인 지방을 꾸준히 줄일 수 있다는 것을 알 수 있었다. 그러면 어떤 운동을 선택하면 좋을까?

초보자도 쉽게 할 수 있고, 인기도 높은 유산소 운동을 오른쪽 페이지에 정리해 보았다. 그 중에서도 가장 친숙하고, 마음먹으면 당장이라도 시작할 수 있는 것은 걷기이다. 운동에 적합한 신발과 옷만 있으면 OK. 특별한 것은 필요하지 않다. 걷는 속도와 거리를 자신의 상태에 맞게 조절할 수 있는 것도 좋은 점이다. 아무 생각 없이 걷는 것이 아니라, 손발을 크게 흔들어 '전신을 사용해 걷는다'는 것을 의식하면서 걷는 것이 포인트이다.

전신운동인 수영도 추천한다. 수영은 부하가 강한 수중에서 하는 전신운동으로, 짧은 시간이라도 효율적으로 운동을 할 수 있다. 관절에 부담이 적은 것도 장점이며, 수중 걷기라면 나이가 드신 분, 다리와 허리가 안 좋은 분도 안심하고 할 수 있다. 단, 수영을 잘하는 사람은 칼로리 소비가 적어질 수 있다.

운동을 하는데 있어 가장 중요한 것은 재밌게 지속하는 것이다. 멀리 다니는 것이 귀찮다거나, 육체적, 정신적으로 고통을 가져올 것 같아서는 도저히 지속할 수 없다. 싫증을 잘 내는 사람은 가족이나 친구들과 함께 해보자. 화제를 공유하는 동료가 늘어나면 재미도 더 커진다.

주요 유산소 운동과 그 효과

걷기

걷기의 장점은 마음먹은 그 날부터 바로 시작할 수 있다는 점이다. 특별한 도구나 환경도 필요 없으며, 간편하게 전신운동이 가능하다. 가족이나 친구들과 즐기면서 하는 것이 지속하는 요령이다.

간편함	◎
환경 · 설비	◎
지속성	○
운동량	△
평가	◎

자전거 타기

간편하고, 또한 상쾌함도 맛볼 수 있는 유산소 운동이 자전거 타기이다. 자전거 도로 등 넓고 평탄한 길이 근처에 있는 분은 특히 추천한다. 단, 운동 자체는 하체에 치우치기 쉽다.

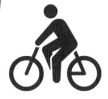

간편함	○
환경 · 설비	△
지속성	○
운동량	△
평가	○

수영

시설 면에서 준비가 필요하지만, 다리와 허리에 부담이 적고 효율적으로 전신운동을 할 수 있다. 수영을 그다지 잘하지 못하는 분, 고령인 분은 물의 부하와 부력을 이용한 수중 걷기를 추천한다.

간편함	△
환경 · 설비	△
지속성	△
운동량	◎
평가	○

댄스

즐기면서 운동할 수 있는 것이 댄스의 가장 큰 장점이다. 댄스 동아리 등에 참여하면 친구도 생기고, 싫증나지 않아 지속할 수 있을 것이다. 댄스의 종류에 따라 운동량이 다르다.

간편함	△
환경 · 설비	△
지속성	○
운동량	○
평가	○

걷기도 OK! 가볍게 할 수 있는 운동을 선택한다

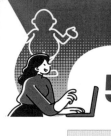

51 힘든 운동은 오히려 역효과
자신의 방식으로 꾸준히 하는 것이 효과 만점

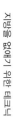

운동 방법에도 '정답'이 있다

운동을 하는 동안이니 운동 후에 몸 상태기 나쁘다고 느끼거나, 관절 등에 통증이 생긴 적은 없는가? 그러한 경험이 있는 사람은 운동의 방법, 또는 운동에 대한 사고 자체가 잘못되어 있을 가능성이 있다.

이 책에서 추천하는 운동은 어디까지나 여분의 체지방을 건강하게 줄이기 위한 것이다. 힘든 트레이닝으로 몸을 단련해 운동선수를 목표로 하는 것은 아니다. 자신의 체력과 근력, 그날의 컨디션에 맞춰 다음날에 피로가 남지 않을 정도로 몸을 움직이면 그것으로 충분하다. 할당량을 채우려는 것이 아니라, 자신의 건강을 위해서 하는 운동이기 때문에 도중에 몸의 상태가 나쁘다고 느끼거나, 어딘가 아프거나 하면 바로 그 자리에서 멈춘다. '오늘은 아직 시작한지 얼마 되지 않았기 때문'이라고 무리할 필요는 전혀 없다. 또한 운동 전에는 준비 체조를, 운동 후에는 정리 체조 및 마사지를 제대로 하면, 근육과 관절의 트러블을 방지하고 빠른 피로 회복에도 도움이 된다.

어느 정도 운동을 하면 좋은지 모르겠다고 하는 분은 안정 시 1분간 심박수를 측정해 보자. 거기에서 오른쪽 페이지의 계산 방법으로 다이어트에 적합한 운동 시 목표 심박수를 알 수 있다. 이것을 기준으로 운동의 강도를 조절해 보면 좋을 것이다.

올바른 운동이란 무엇인가?

운동 전후에는 체조를 반드시

운동을 시작하기 전에 반드시 준비 체조를 한다. 갑자기 몸을 움직이는 것은 심장과 관절에 부담이 크고 부상의 원인이 된다. 운동 후에도 갑자기 멈추지 말고, 천천히 걷거나 움직이면서 숨을 정돈해 가자.

상태가 나쁠 때에는 즉시 중지

운동 중에 몸의 이상이나 통증을 느꼈을 때는 즉시 운동을 중지한다. 건강을 위해서 하는 운동으로 몸을 해치면 모든 것을 잃게 된다. 조금 쉬어도 상태가 변하지 않을 때는 망설이지 말고 병원으로!

【이러한 증상에 주의】
· 가슴, 호흡이 가쁘다.
· 맥박이 비정상적으로 빠르다.
· 현기증, 매스껍다.
· 식은땀이 난다.
· 관절이 아프다.

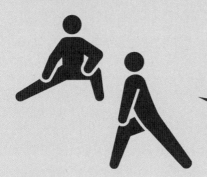

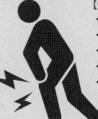

목이 마르면 수분 보충

운동 중 목이 마르다고 느꼈다면, 그것은 탈수 증상을 일으키려고 하는 신호이다. 즉시 수분을 보충하자. 특히 기온이 높은 시기에는 참으면 열사병이 발병할 수도 있다. 운동 시에는 페트병 1개를 휴대하는 것을 추천한다.

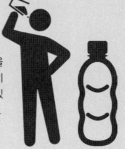

심박수로 적절한 운동 강도를 알 수 있다

체지방을 줄이기 위한 목적의 운동 강도는 아래의 계산식으로 구할 수 있다. 이 목표 심박수를 넘지 않을 정도의 운동 강도로 조정해 보면 좋다. 스마트워치 등 운동 중의 심박수를 측정할 수 있는 기기도 함께 사용하면 보다 효과적이다.

$$(220 - 나이 - 안정 시 심박수) \times 60 + 안정 시 심박수$$
$$= 목표 심박수$$

올바른 운동은 오히려 역효과. 자신의 방식으로 꾸준히 하는 것이 효과 만점

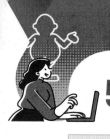

52 언제나 어디서나 가능하다
초간단 근육 트레이닝으로 날씬한 몸을 만든다!

1회에 단 10초의 가벼운 근육 트레이닝

걷기나 댄스 등의 유산소 운동이 체지방 연소에 효과가 있다는 것은 이미 소개했다. 그러면 근육 트레이닝과 같은 무산소 운동은 어떨까? 결론부터 말하면, 근육 트레이닝으로 전신의 근육량이 증가하면 기초대사가 향상되기 때문에 체지방 감소에 크게 효과가 있다. 집안에서도 할 수 있으므로 추천하는 운동법이다.

근육 트레이닝에는 여러분이 알고 있는 팔굽혀펴기나 복근 등의 2방향 왕복 운동을 반복하는 '아이소토닉(isotonic)'과 자세를 바꾸지 않고 누르거나, 잡아당기거나 하는 1방향 운동 '아이소메트릭(isometric)'이 있다. 후자의 '아이소메트릭'은 1회에 10~60초 정도의 짧은 시간으로도 효과가 있으며, 넓은 공간과 특별한 도구도 필요하지 않다. 근육통이나 관절통이 잘 생기지 않는 것이 특징으로, TV를 보거나 목욕을 하면서도 손쉽게 할 수 있는 운동이다.

오른쪽 페이지에서는 몸의 부위마다 기본적인 아이소메트릭 방식을 소개하고 있다. 이 운동에서 중요한 것은 '전력으로 한다'이다. 예를 들면 손바닥을 맞추어 서로 미는 운동은 목표 시간인 10초 동안 전력으로 좌우의 팔을 서로 민다. 팔의 근육이 부들부들 떨릴 정도로 전력을 다하는 것이 중요하다. 이것은 순간적으로 최대 근력을 발휘함으로써 단련하는 트레이닝이다.

올바른 운동을 간단히 할 수 있는 아이소메트릭이란 무엇인가?

【팔·등】 팔을 좌우로 당기는 운동

가슴 앞에서 양손의 손가락 끝을 서로 걸듯이 잡고 좌우로 당긴다. 상완 강화에 효과가 있다.

【등】 수건을 당기는 운동

수건의 한 가운데를 양발로 밟고, 그 양끝을 손으로 들고 끌어올린다. 등과 허리를 단련하기 위한 운동이다.

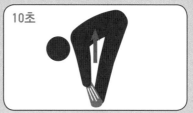

【가슴】 손바닥으로 서로 미는 운동

가슴 앞에서 손바닥을 맞붙이는 합장 자세로 강하게 서로 민다. 가슴 전체의 근육을 단련하는 운동이다.

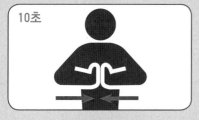

【하복부】 복근 늘리는 운동

등받이 없는 의자에 앉아 천천히 상체를 뒤로 젖힌다. 하복부의 근육에 힘이 들어가는 것을 느끼자.

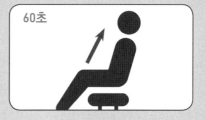

【다리】 발 안쪽으로 서로 미는 운동

바닥에 앉아 양발의 안쪽을 맞붙이고 서로 민다. 주로 허벅지와 종아리의 근육을 강화시킬 수 있다.

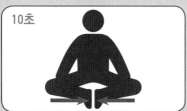

【엉덩이】 발 안쪽으로 벽을 미는 운동

벽을 등지고 서서 한쪽 발로 벽을 똑바로 민다. 엉덩이에 힘이 들어가는 것을 느끼면서 한다.

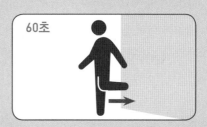

115

언제나 어디서나 가능하다. 조건만 맞으면 근육 트레이닝으로 날씬한 몸을 만든다!

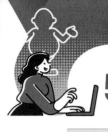

53 자주 수분을 보충해서 성과를 최대로

수분 보충으로 운동 효율을 높인다

한여름의 더운 시기에는 가만히 서 있는 것만으로도 땀이 흐른다. 여성은 특히 화장이 무너지거나 냄새를 신경 쓰는 분도 많아, '땀 같은 건 나오지 않으면 좋을 텐데'라고 생각하는 사람도 적지 않을 것이다. 그러한 골치덩어리 땀이지만, 실제로는 체온을 조절하는 매우 중요한 역할을 하고 있다.

인간의 몸은 운동이나 고온 등으로 체온이 올라가면, 체내의 수분이 땀이 되어 몸 밖으로 열을 방출한다. 또한 몸의 표면에 나온 땀은 증발할 때의 기화열로도 체온을 낮추어 열사병 등의 위험으로부터 몸을 지킨다.

땀은 원래 혈액 중의 수분에서 미네랄 등을 제거한 것으로 이루어져 있다. 많은 양의 땀을 흘리면, 그만큼 혈액의 농도가 높아지기 때문에 산소와 노폐물의 운반이 잘 이루어지지 않게 되어 현기증이나 메스꺼움, 의식장애를 일으키는 원인이 되기도 한다. 그렇게 되지 않기 위해서라도 수분 보충은 절대적으로 필요하다.

특히 운동 시에는 본인이 자각하는 이상으로 많은 양의 땀이 계속 나오고 있기 때문에 '목이 마르다'고 느낀 시점에서 이미 탈수 증상을 일으키기 시작하고 있을 가능성이 높다. 운동 중에는 10분에 1회, 비록 한 모금이라도 좋으므로 자주 수분을 섭취하도록 하자. 또한 운동을 시작하기 30분 전까지 충분히 수분을 섭취해 두면, 탈수 증상을 예방하고 운동의 효율을 보다 높일 수도 있다.

발한이 몸의 기능을 컨트롤

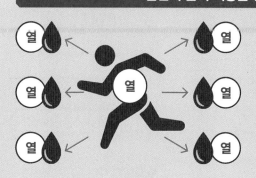

수분량이 부족해지면……

- 운동 능력이 서서히 저하된다.
- 혈액의 순환이 나빠져 산소와 노폐물을 운반하는 힘이 저하된다.
- 땀이 나오지 않아 체온 조절을 할 수 없게 된다.
- 중증이 되면 메스꺼움, 현기증, 의식 장애가 일어나기도 한다.

운동으로 체내에 쌓인 열은 땀으로 방출된다. 또한 땀이 증발하는 기화열로 체온이 저하되고, 당연히 땀을 흘린 만큼 체내의 수분량도 저하된다.

수분 보충은 운동 전, 운동 중에도 자주

운동 전 | 30분~1시간 전에 수분을 보충해 두자. | 200~500ml

운동 전의 수분 보충은 시작하기 30분 전까지 좋다. 직전에 마시면 위가 무거워지고, 복통의 원인이 될 수도 있다. 당분이 많은 주스류는 혈당치가 급격히 떨어질 수 있기 때문에 NG.

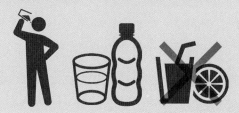

운동 중 | 목이 마르다고 느끼기 전에 자주 보충하자. | 10분마다 200ml

10~15분에 한 번 정도의 페이스로 수분을 보충하자. 중요한 것은 갈증을 느끼기 전에 마시는 것이다. 보충의 빈도와 양은 운동 강도와 체격에 맞춰 가감한다.

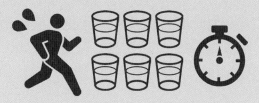

열사병 대책에는 스포츠 음료가 좋다

열사병 위험이 높은 여름철에는 물이나 차보다 체내에서 흡수율이 높고, 수분과 함께 염분과 당분을 섭취할 수 있는 스포츠 음료가 적합하다. 빠르게 효율적으로 수분 보충을 할 수 있다.

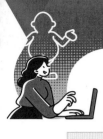

54 중성지방을 태우는 아미노산 음료의 효과

마시는 것만으로는 효과가 없다?

'체지방의 연소를 돕는다', '다이어트 지원' 등의 홍보 문구로, 특히 다이어트에 인기가 있는 아미노산 음료.

아미노산에는 운동 후의 피로 회복과 격렬한 트레이닝으로 손상된 근육의 복구를 돕는 기능이 있기 때문에 주로 스포츠의 세계에서 오래전부터 사용되어 왔다. 그것이 최근 들어, 아미노산을 섭취하면 지방의 연소를 촉진하는 효소 리파아제가 활성화된다는 것을 알게 됐다. 구조로서는 오른쪽 페이지의 그림과 같다. 아미노산이 리파아제를 활성화하고 체내에 쌓인 중성지방을 분해한다. 그 때에 생긴 유리지방산이 운동 시에 에너지로서 소비된다는 것이다. 당연하지만, 그냥 마시는 것이 아니라 마시고 운동을 하지 않으면 효과는 기대할 수 없다. 오히려 소비되지 않은 유리지방산은 최종적으로 간에 보내져 중성지방으로 되돌아가기 때문에 제대로 운동으로 소진하지 않으면 전혀 소용이 없다. 아미노산 음료로 불필요하게 당분을 섭취하게 될 뿐이므로 주의가 필요하다.

또한 일반적으로 편의점 등에서 판매되고 있는 아미노산이 들어 있는 음료는 당질이 매우 높은 것도 많기 때문에 주의가 필요하다. 아미노산은 닭가슴살과 돼지고기 안심, 콩가공품 등으로도 섭취할 수 있다. 이러한 식재료도 잘 활용하면 좋을 것이다.

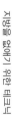

아미노산으로 지방이 연소되는 메커니즘

① 아미노산을 섭취

스포츠 음료나 보조식품으로 아미노산을 섭취한다.

② 리파아제가 활성화

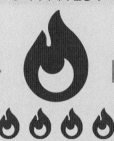

아미노산에 의해 지방 연소 효소인 리파아제가 활성화된다.

③ 중성지방을 분해

활성화된 리파아제가 체내에 쌓인 중성지방을 분해한다.

⑤ 운동 에너지로 변환

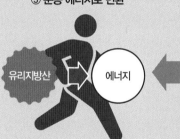

운동에 의해 유리지방산은 근육으로 운반되어 에너지로 변환된다.

④ 유리지방산은 혈액으로

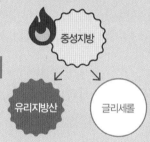

분해된 유리지방산은 혈중에 보내진다.

중성지방을 태우는 아미노산 음료의 효과

아미노산을 섭취하는 것만으로는 살을 뺄 수 없다?

아미노산은 중성지방을 연소하기 쉬운 상태로 만들지만, 섭취하는 것만으로는 체지방은 줄어들지 않는다. 오히려 운동으로 유리지방산을 소비하지 않으면, 원래의 중성지방으로 되돌아가 버리므로 주의가 필요하다.

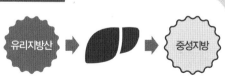

소비되지 않은 유리지방산은 간으로 보내져 다시 중성지방으로……

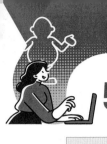

55 '땀을 흘린다' = '살이 빠진다'는 헛된 환상

운동을 해서 땀을 흘리는 것에 의미가 있다

　　운동을 해서 땀을 흘리는 것과 목욕이나 시우나에 들어가 땀을 흘리는 것은 기본적으로 전혀 다른 차원의 이야기이다. 발한이라는 생리 현상만을 보면 분명히 같은 것이지만, 다이어트의 관점에서 보면 목욕이나 사우나로 땀을 많이 흘려, 만일 체중이 줄었다 해도 그것은 체내의 수분량이 일시적으로 줄어든 것일 뿐이다. 즉 운동과 같이 체지방이 줄어드는 것은 아니다.

　　원래 인간은 특별히 운동 등을 하지 않아도 하루에 500cc 정도의 땀을 흘린다. 불필요하게 땀을 흘리면 그만큼 소변의 양과 횟수가 줄어들 뿐으로, 총체적으로는 그다지 변함이 없는 것이다. 땀을 흘리면 체내의 노폐물 등도 배출되므로 그 자체는 좋은 것이지만, 116페이지에서 소개했듯이 체내의 수분량이 현저하게 저하되면 탈수 증상을 일으킬 수도 있으므로 위험하다. 땀을 흘렸다면 그만큼의 수분 보충은 제대로 할 수 있도록 하자.

　　덧붙여서 땀이 몹시 짜거나, 만지면 끈적끈적한 사람은 땀을 분비하는 '땀샘'이 제대로 기능하고 있지 않을 가능성이 있다. 이러한 '나쁜 땀'을 흘리는 사람이야말로 목욕이나 사우나를 이용하는 것을 권한다. 정기적으로 뚝뚝 땀을 흘리는 습관을 들이면, 서서히 땀샘의 기능도 개선되어 갈 것이다. 따라서 '나쁜 땀'은 체취의 원인이 되기도 하기 때문에 제대로 관리하자.

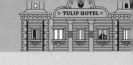

땀을 흘린다 ＝ 살이 빠지는 것은 아니다

땀을 흘리는 것만으로는 살이 빠지지 않는다

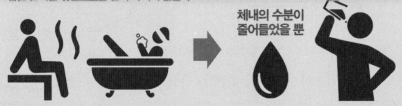

체내의 수분이
줄어들었을 뿐

목욕이나 사우나 등 운동으로 인한 발한이 아니라도 일시적으로 체중은 줄어들지만, 체지방이 감소된 것은 아니기 때문에 실제로는 전혀 살이 빠지지 않는다. 당연히 수분 보충을 하면 원래대로 되돌아간다.

땀의 양에는 개인차가 있다

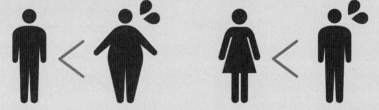

땀의 양에는 개인차가 있으며, 기본적으로는 땀을 분비하는 땀샘의 수에 비례하는 것으로 알려져 있다. 또한 표준 체형의 사람보다 살찐 사람 쪽이, 여성보다 남성 쪽이 더 많은 땀을 흘린다는 연구 결과도 있는 것 같다.

121

땀을 흘린다 ＝ 살이 빠진다'는 잘못된 공식

땀에는 '좋은 땀'과 '나쁜 땀'이 있다

땀이 짜고 끈적끈적하며, 마르면 냄새가 나는 사람은 '나쁜 땀'을 의심해야 한다. 원래 땀은 99%가 수분이지만, 땀샘이 잘 기능하지 않아 미네랄과 염분도 함께 배출되고 있을 가능성이 있다. '나쁜 땀'은 대사 기능이 저하되는 원인이 되기도 하므로 운동이나 목욕 등 정기적으로 충분히 땀을 흘리는 습관을 만들어 땀샘을 단련하면 좋다.

【나쁜 땀】		【좋은 땀】
끈적끈적하다.	⇔	뽀송뽀송하다.
냄새가 난다.	⇔	냄새가 나지 않는다.
짜다.	⇔	맛이 안 난다.
잘 증발하지 않는다.	⇔	잘 증발한다.

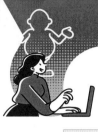

56 일찍 자고 일찍 일어나는 것이 다이어트에 효과적인 이유

일찍 자고 일찍 일어나는 것이야말로 다이어트의 비결

밤샘을 하고 있으면 괜히 라면이 먹고 싶어지거나, 단 음식이나 과자가 먹고 싶어지거나 한 적이 있지 않을까? 저녁식사 후 5~6시간이 지나면, 먹은 음식이 완전히 소화되어 위 속은 비어 있게 되므로 한밤중에 배가 고픈 것은 당연하다. 하지만 앞으로 1~2시간 내에 잘 계획이라면 이 시간에 먹는 것은 금물이다. 유혹에 넘어가 먹게 되면, 그것은 고스란히 그대로 체지방으로 바뀌어 버리기 때문이다.

그러면 어떻게 할까? 대답은 간단하다. 애초에 한밤중에 배가 고픈 원인인 밤샘을 포기하면 된다. 예를 들면 저녁 8시에 저녁식사를 먹었다면, 0시쯤에 침대에 누우면 공복을 느끼기 전에 잘 수 있다. 또한 매일 8시간을 기준으로 충분한 수면을 취하면, 피로 회복과 스트레스 해소도 되어 그들로 인한 폭음·폭식도 억제할 수 있다.

한 실험에 의하면, 평균 수면 시간이 적은 사람은 보통 사람에 비해 식욕 자극 호르몬인 그렐린의 분비량이 많고, 반대로 식욕을 억제하는 렙틴이 적다는 것이 밝혀졌다. 수면 시간이 짧은 사람은 그만큼 하루의 활동 시간이 길다는 것이기 때문에 몸의 반응으로서 지극히 정상적인 것이다. 그러나 이제는 잠자는 것만 남은 상태에서 먹게 되면, 살찌기 쉬운 것도 또한 당연하다.

규칙적인 생활이 비만을 억제

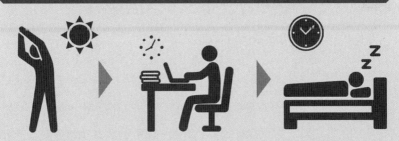

규칙적인 생활 리듬으로 충분한 수면을 취하면, 부교감신경의 작용으로 몸과 마음 모두 안정된 상태가 되어, 피로나 스트레스, 수면 부족 등으로 인한 폭음·폭식을 억제할 수 있다.

취침 전의 야식, 간식은 금물!

밤샘을 하고 있으면 배가 고파지는데, 여기서 방심하고 야식을 먹거나 술을 마시거나 하면 고스란히 그대로 체지방으로 바뀌게 된다. 자기 전의 3시간은 식사 금물! 다이어트를 하고 싶다면 쓸데없이 밤샘을 하지 말고, 배가 고프다고 느끼기 전에 침대에 눕는 습관을 붙이자.

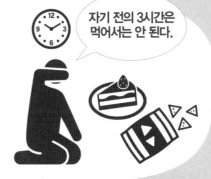

자기 전의 3시간은 먹어서는 안 된다.

일찍 자고 일찍 일어나는 것이 다이어트에 효과적인 이유

수면 시간이 짧은 사람일수록 살찌기 쉽다

수면 시간과 비만의 관계를 조사한 결과, 평균 수면 시간이 5시간인 사람은 8시간인 사람에 비해 식욕 자극 호르몬인 그렐린이 15% 높고, 식욕을 억제하는 렙틴이 15% 낮은 것으로 밝혀졌다. 수면 시간이 짧으면, 즉 깨어 있는 시간이 길기 때문에 보다 많은 에너지를 몸이 원하는 것이다.

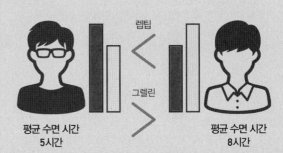

렙틴

그렐린

평균 수면 시간
5시간

평균 수면 시간
8시간

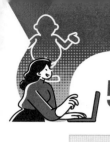

57 '담배를 끊으면 살이 찐다'고 하는 설은 반은 거짓, 반은 진실

흡연 습관은 다이어트와 최악 궁합

담배를 끊은 사람의 체험담으로 자주 듣는 것이 '식사가 이전보다 맛있어져 살이 쪘다'고 하는 식의 이야기이다. 흡연 습관에 의한 미각의 변화에 대해서는 개인차도 포함해 여러 가지 설이 있기 때문에 여기에서는 굳이 다루지 않겠지만, 흡연이 몸에 미치는 영향에 대해서는 이미 많은 것이 밝혀져 있으며, 다이어트에도 전혀 도움이 되지 않는다는 것을 알고 있다.

예를 들면 체지방에 관해서인데, 담배를 피우면 중성지방이 증가하고 반대로 남성호르몬은 감소한다. 남성호르몬에는 지방의 축적을 억제하는 작용이 있기 때문에 감소되면, 필연적으로 늘어난 중성지방이 내장지방이 되어 몸에 쌓이기 쉬워지는 것이다. 또한 흡연은 인슐린의 작용을 돕고, 지방을 연소시키는 아디포넥틴도 크게 감소시킨다. 일상적으로 담배를 피우고 있는 사람은 만성적인 아디포넥틴 부족이 될 가능성도 높아 주의가 필요하다.

이와 같이 흡연 습관은 정말로 백해무익하다. 가능하다면 하루라도 빨리 끊는 편이 건강을 위한 것이다. 그러나 그 반면, 금연이 큰 스트레스가 되어 배출구로서 폭음·폭식을 하게 되는 사람이 많은 것도 사실이다. '담배를 끊으면 살이 찐다'고 하는 설을 지지하는 것은 아니지만, 완전히 엉터리라고 단정할 수도 없을 것 같다.

흡연 습관은 백해무익!

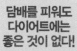

담배를 피워도
다이어트에는
좋은 것이 없다!

혈압 상승

UP

중성지방이 증가

중성지방
UP

내장지방이 증가

내장지방
UP

남성호르몬이 감소

남성
호르몬
DOWN

유익 콜레스테롤이 감소
유익
콜레스테롤
DOWN

아디포넥틴이 감소

아디포넥틴
DOWN

가열식 담배, 전자담배도 나쁘다?

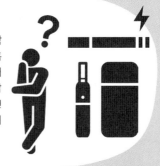

가열식 담배는 기존의 궐련 담배에 비해 건강에 미치는 악
영향이 적다는 설도 있지만, 담배 잎을 가열해 니코틴을 흡
입하는 기본적인 구조는 동일하므로, 위험성은 궐련 담배
와 동일하다고 할 수 있다. 한편, 니코틴을 포함한 전자담
배는 일본 국내에서 유통되고 있지 않으며(2019년 7월 현
재), 기타 건강에 영향이 있는 물질의 함유량도 극히 미량이
라는 데이터가 나와 있다.

'담배를 끊으면 살이 찐다'고 하는 설은 정말일까?

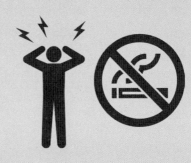

담배를 끊은 스트레스로 폭음·폭식을 하거나,
무심코 입이 심심해 뭔가 먹게 되거나 하기 때
문에 결과적으로 살이 찌는 사람이 많다고 하는
것이다. 그러나 이것은 자제심의 문제이다. 위
와 같이 흡연을 계속하면 나쁜 영향 쪽이 훨씬
크다는 것을 생각하여 역시 흡연은 하지 말아야
할 것이다.

제4장

126

지방을 없애기 위한 테크닉

102
~ Page
103

매일 하고 있는 동작에
운동 같은 것을 더한다.

106
~ Page
107

우선은 숨을 헐떡거릴 정도의
가벼운 운동부터 시작한다.

112
~ Page
113

힘들다고 느낄 정도의 운동은
역효과가 될 수도 있다.

114
~ Page
115

언제나 어디서나 할 수 있는
가벼운 근육 트레이닝으로 기초대사가 향상된다.

116
~ Page
125

쾌적하게 다이어트하기 위해서는
정확한 지식도 필요하다.

규칙적인 운동 습관을 몸에 붙이면, 몸에 쌓인 지방을 확실하게 감소시킬 수
있다. 또한 체력이 붙어 기초대사가 올라가면, 에너지를 보다 많이 소비하기
때문에 종전대로 먹어도 몸에 지방이 잘 붙지 않게 된다.

다이어트 노트

DATE

| 체중 : | kg | 용변 : | 있음 · 없음 |
| 체지방률 : | % | 수면 시간 : | 시간 |

월   일

● 식사의 기록

	메뉴	한마디 메모
조식		
점심		
석식		
간식		

● 운동의 기록

시간	메뉴	한마디 메모
~		
~		
~		

메모란 (몸의 상태, 1일의 생활 기록, 깨닫게 된 것 등을 메모해 두자)

잠 못들 정도로 재미있는 이야기

체지방

2021. 1. 11. 초 판 1쇄 인쇄
2021. 1. 15. 초 판 1쇄 발행

감　수 │ 츠치다 타카시(土田 隆)
감　역 │ 차 원
옮긴이 │ 김정아
펴낸이 │ 이종춘
펴낸곳 │ [BM] (주)도서출판 **성안당**
주소 │ 04032 서울시 마포구 양화로 127 첨단빌딩 3층(출판기획 R&D 센터)
　　　│ 10881 경기도 파주시 문발로 112 파주 출판 문화도시(제작 및 물류)
전화 │ 02) 3142-0036
　　　│ 031) 950-6300
팩스 │ 031) 955-0510
등록 │ 1973. 2. 1. 제406-2005-000046호
출판사 홈페이지 │ **www.cyber.co.kr**
ISBN │ 978-89-315-8958-0 (03510)
　　　　978-89-315-8889-7 (세트)
정가 │ **9,800원**

이 책을 만든 사람들
책임 │ 최옥현
진행 │ 최동진
본문·표지 디자인 │ 이대범
홍보 │ 김계향, 유미나
국제부 │ 이선민, 조혜란, 김혜숙
마케팅 │ 구본철, 차정욱, 나진호, 이동후, 강호묵
마케팅 지원 │ 장상범
제작 │ 김유석

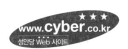

"NEMURENAKUNARUHODO OMOSHIROI ZUKAI TAISHIBO NO HANASHI"
supervised by Takashi Tsuchida
Copyright ⓒ NIHONBUNGEISHA 2019
All rights reserved.
First published in Japan by NIHONBUNGEISHA Co., Ltd., Tokyo

This Korean edition is published by arrangement with NIHONBUNGEISHA Co., Ltd., Tokyo in care of Tuttle-Mori Agency, Inc., Tokyo through Duran Kim Agency, Seoul.

Korean translation copyright ⓒ 2021 by Sung An Dang, Inc.

이 책의 한국어판 출판권은 듀란킴 에이전시를 통해 저작권자와
독점 계약한 [BM] (주)도서출판 **성안당**에 있습니다. 저작권법에 의하여
한국 내에서 보호를 받는 저작물이므로 무단전재와 무단복제를 금합니다.